U0736502

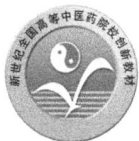

新世纪全国高等中医药院校创新教材
中医临床前基本技能实训系列教材

金匮要略基本技能实训

（供中医药各专业用）

主　编　王新佩　贾春华

副主编　李鹏英　李成卫　蔡向红

编　委　（按姓氏笔划排序）

王洪弘　支英杰　龙飞虎

司鹏飞　厍　宇　伏书民

向　玮　刘丹彤　杨晓媛

李　明　郭　瑨　谢　菁

樊文博

主　审　尉中民

中国中医药出版社
·北京·

图书在版编目（CIP）数据

金匮要略基本技能实训 / 王新佩，贾春华主编.—北京：中国中医药出版社，2013.11（2025.9 重印）

中医临床前基本技能实训系列教材

ISBN 978-7-5132-1721-7

Ⅰ.①金…　Ⅱ.①王…②贾…　Ⅲ.①《金匮要略方论》-中医学院-教材

Ⅳ.①R222.3

中国版本图书馆 CIP 数据核字（2013）第 271872 号

中国中医药出版社出版

北京经济技术开发区科创十三街 31 号院二区 8 号楼

邮政编码　100176

传真　010-64405721

北京盛通印刷股份有限公司印刷

各地新华书店经销

开本 787×1092　1/16　印张 10.75　字数 233 千字

2013 年 11 月第 1 版　2025 年 9 月第 4 次印刷

书号　ISBN 978-7-5132-1721-7

定价　28.00 元

网址　www.cptcm.com

服 务 热 线　010-64405510

购 书 热 线　010-89535836

维 权 打 假　010-64405753

微信服务号　**zgzyycbs**

微商城网址　**https://kdt.im/LIdUGr**

官 方 微 博　**http://e.weibo.com/cptcm**

天猫旗舰店网址　**https://zgzyycbs.tmall.com**

如有印装质量问题请与本社出版部联系（010-64405510）

中医临床前基本技能实训系列教材

编委会

前　言

现代高等中医药教育自诞生之日起始终伴随着争论与改革，在探索、改革、发展中一路走来。多年的研究和实践表明，高等中医药教育中院校教育改革的核心是建立符合中医学科特点和人才成长规律的课程体系并以恰当的形式付诸实践，其中如何使基础理论课程学习和相应的基本实践技能培训共同提高，全面发展尤其引人瞩目。

中医基本实践技能很多，其中对中医常用诊法的应用技能、对中医常用辨证方法的应用技能、接诊和病历书写、对中药常用饮片的辨识以及对一些常用传统养生康复方法的掌握等在中医入门伊始的学习中非常重要。这些实践技能的培养和训练是中医本科生进一步学习临床各科的重要基础，是联系中医药学基础理论和临床实践的桥梁，对毕业后的临床诊疗水平有重要影响。

"中医临床前基本技能实训系列教材"包括《中医诊断学基本技能实训》、《伤寒论基本技能实训》、《金匮要略基本技能实训》、《温病学基本技能实训》、《中药饮片辨识基本技能实训》和《养生康复基本技能实训》等六个分册，将中医诊断学、中药学、伤寒论、金匮要略、温病学和养生康复等课程的课间见习有效整合，开展实训，分学期、分重点培养学生的中医学基本技能和动手能力，了解和熟悉中医临床诊察疾病的方法和辨证论治的程序，了解和熟悉理、法、方、药综合运用的一般规律，积累一定的临床感性认识，为今后的中医临床学习奠定基础。

"中医临床前基本技能实训系列教材"由北京市优秀教学团队——中医临床前基本实践技能教学团队组织有关专家编写而成，旨在引入新的教育理念，强调以人为本，突出创新意识，强化案例教育，以激发学习者的创造性思维，探索个性化教育，供中医临床基础技能和思维培训各个环节参考使用。通过对实训要求、实训内容和实训重点、疑难点详细分析说明，阐明各部分培训目标和重点内容，并重点对实训操作和思辨进行讲解，通过图解、流程和病例进行说明，注重症状鉴别和证候鉴别。同时提供一定的练习题，以方便教师临床实习带教和学生临床实习。

本套教材能够顺利完成，得益于各位参与者的辛勤努力和无私奉献，也得益于教育部人才培养模式创新实验区项目（项目编号：2007015）、教育部人文社会科学研究"工程科技人才培养研究专项"（项目编号：10JDGC014）、国家实验教学示范中心、北京市优秀教学团队——中医临床前基本实践技能教学团队和国家中医药管理局教育教学改革项目的支持与资助。在此，谨以本套教材的付梓刊印向所有支持中医药教育的人们致以崇高的敬意！

应当指出，由于本套教材倡导的教学思路和模式有一些尚处于研究探索阶段，尽管参加研究和编写的专家都本着对教学高度负责的态度，反复推敲，严格把关，但也难免有疏漏或欠妥之处，敬请广大师生多提宝贵意见，促进中医临床基础技能和思维培训体系研究的发展和完善。

中医临床前基本技能实训系列教材编委会

2012 年 10 月

编写说明

《金匮要略》是东汉著名医学巨匠张仲景所著《伤寒杂病论》中的杂病部分，是我国现存最早的一部融理、法、方、药于一体的研究杂病的专著。千百年来，《金匮要略》与《伤寒论》相映生辉，一直指导着中医临床实践，推动着中医理论的发展和进步，成为中医理论的根基，临床各科的纲领，被后世医家奉为圭臬。所以《金匮要略》《伤寒论》是中医专业的必修课程，也是中医教育的重要核心内容。

《金匮要略》既是理论与实践相结合的桥梁课程，也是中医理论与临床实践的提高课程，属经典中医临床学范畴。由于它是公元3世纪前的理论与临床相结合的典范，理奥趣深，法活机圆，方药灵验，备受历代医家推崇。然而去古甚远，文字古奥，医理深邃，初学者往往望而却步，以致学其法而不知其广，用其方而不知变通，按图索骥，事倍功半，故有疑仲景之术者，甚有诋仲景之法者。有鉴于此，本着切合实际的愿望，使《金匮要略》课程能深入浅出，理、法、方、药与实践能紧密结合，使学有其趣，用有法度，我们编写了这部《金匮要略》实训教材，以期弥补传统《金匮要略》教材的不足之处，突出《金匮要略》的临床实践性。目的是让学生在临床实习前，在规定的课时内一览古今医贤运用经方的独到经验，从而博采众长，切实把握经方运用之真谛，更好地参与临床实习活动，进而提高学生的临床思维能力和实践技能。

本教材的编写指导思想突出"实训"特点，针对《金匮要略》方证，制订出具体的实训内容、要求及方法，采用以学生为主体的方式，突显实践教学理念，强调辨证思维与创新思维的传授与认知，引导学生提高中医临证思辨能力与创新能力。

在体例上，本教材以《金匮要略》所论病证为纲，以相应案例为目，将理、法、方、药贯穿其中，通过实际案例的讨论，掌握经方理论及其拓展应用，从而更好地理解《金匮要略》的原文和掌握经方的配伍与临床指导意义。例如，在病证之下先介绍案例病情，然后进行"实训"，包括实训方法、实训要点。要求或利用多媒体演示相关临床表现，或找志愿者模拟标准化病人演示有关内容等，通过安排学生分组练习，分别作为医生或患者，学习有关实践内容，并通过分析病情，进行辨证、诊断、立法、处方，从而掌握辨证论治的基本方法。

在案例的选取上，一般以一个典型的案例为主，也可选择两个医案，或加以印证，或体现异病同治，以及拓展运用。"实训"之后，设有"方源与拓展应用"，所收条文与案例相应，录有原方组成、药量和煎服法，若一方中有多条原文，则择其主要原文罗列，而非将该方全部原文收录。原文收录按明代赵开美复刻的宋本《金匮要略》中的顺序依次编录，以便学生在熟悉该方原文的同时，与后世临证运用作对照分析。所谓"拓展应用"，即针对所选方剂，阐明其临床运用要点和思路，其间或穿插有关医家医疗经验，或旁引经典理论以论证，或结合现代临床运用加以说明，务使其理论密切结合临床实践。

在编写分工上，痉湿暍病至血痹虚劳病由王新佩教授负责编写；肺痿肺痈咳嗽上气病至五脏风寒积聚病由贾春华教授负责编写；痰饮咳嗽病至惊悸吐衄下血胸满瘀血病由李成卫副教授负责编写；呕吐哕下利病至妇人妊娠病由李鹏英副教授负责编写；妇人产后病至妇人杂病由蔡向红副教授负责编写。

本教材由于在编写形式和内容上属首次尝试，加之时间仓促，水平所限，难免有不足或错漏之处，敬请广大师生不吝赐教，以便今后进一步修订和改进。

《金匮要略基本技能实训》编委会

2013 年 10 月

目 录

第一单元　内科病证治

【实训内容】

仲景论痉湿暍病、百合狐蜮阴阳毒病、中风历节病、血痹虚劳病、肺痿肺痈咳嗽上气病、奔豚气病、胸痹心痛短气病、腹满寒疝宿食病、五脏风寒积聚病、消渴小便不利淋病、水气病、黄疸病、惊悸吐衄下血胸满瘀血病、呕吐哕下利病等内科病证的发病特点，病因病机，治则治法，诊断和治疗规律，为中医内科的学习和临床技能的进一步提高打下坚实基础。

【实训要求】

1. 依据病案分析，熟悉痉湿暍病、百合狐蜮阴阳毒病、中风历节病、血痹虚劳病、肺痿肺痈咳嗽上气病、奔豚气病、胸痹心痛短气病、腹满寒疝宿食病、五脏风寒积聚病、消渴小便不利淋病、水气病、黄疸病、惊悸吐衄下血胸满瘀血病、呕吐哕下利病等内科病证的病因病机及发病特点。

2. 通过审察临床各种内科疾病的发病特点，理解仲景对内科各种常见疾病的诊疗特点。

3. 通过有关病案，掌握内科各种常见疾病的辨证要点。

4. 掌握痉湿暍病、百合狐蜮阴阳毒病、中风历节病、血痹虚劳病、肺痿肺痈咳嗽上气病、奔豚气病、胸痹心痛短气病、腹满寒疝宿食病、五脏风寒积聚病、消渴小便不利淋病、水气病、黄疸病、惊悸吐衄下血胸满瘀血病、呕吐哕下利病等内科病证的病机、临床特点、治法及运用技巧。

总之，通过实训使学生初步掌握仲景辨证思路，以及经方的临床应用和经方化裁的一般规律。

【实训方法】

1. 学生模拟方法。请一名学生提前熟悉该病例，在实训时以标准化病人的方式陈述病情。

2. 标准化病人陈述。由病人陈述，学生查问，以四诊为基础，进行病证分析，辨证立法。

【重点与难点】

内科各种疾病的致病特点、诊断要点、辨证思路、方药应用，以及相关证候之间的鉴别要点和临床意义。

第一节　痉湿暍病

一、痉病

痉病，其邪在筋脉，以项背强急、口噤不开，甚至角弓反张为主证。

（一）柔痉病

1. 实训医案

丁某，男，半岁。1931 年初夏初诊。患者见身热，恶寒，头痛，汗出，口渴，目斜，颈项强直，角弓反张，手足搐搦，舌苔薄黄，脉沉迟。（赖良蒲．蒲园医案．南昌：江西人民出版社，1965：259）

（1）诊断　柔痉。

（2）分析与辨证　患者见身热，恶寒，汗出等表证，其脉象应当浮缓，今反见沉迟，提示本证内在津液不足。津液不足，不能濡养筋脉，加之风寒邪气阻滞经脉，致营卫之行不利，则可见目斜、颈项强直、角弓反张、手足搐搦等证。证属风邪袭入太阳卫分，表虚液竭，筋脉失荣。

（3）立法处方

治法：解肌祛邪，舒缓筋脉。

处方：栝楼桂枝汤。

栝楼根 6g，桂枝 3g，白芍 3g，甘草 2.4g，生姜 2 片，大枣 2 枚。

水煎服，日三服，微取汗，若服药后汗不出，则食热粥助其发汗。三剂后各证减轻。

二诊：当归、川贝、秦艽各 3g，生地、白芍、栝楼根、忍冬藤各 6g，水煎服，四剂而愈。

（4）相关知识　正确地掌握服药方法并根据服药后的反应采取相应的措施是取得疗效的一个重要方面。本证属柔痉，只有使患者微微汗出，才能祛除风邪，调和营卫，因此药当温服。如果服药后汗不出，可以食热粥助其发汗。

2. 方源与拓展应用

太陽病，其證備，身體强，几几然，脈反沉遲，此為痉，栝樓桂枝汤主之。（11）

栝樓桂枝汤方：

栝樓根二兩　桂枝三兩　芍藥三兩　甘草二兩　生薑三兩　大棗十二枚

上六味，以水九升，煮取三升，分溫三服，取微汗。汗不出，食頃，啜熱粥發之。

本方可用于外感病出现头痛项强，发热恶风，汗出，咽干口燥等外有表邪而兼内伤津液者，用于小儿抽搐症、小儿急慢惊风、席汉综合征等有较好疗效。

（二）欲作刚痉

1. 实训病案

赵某，女，36 岁，素体强壮多痰。1952 年 2 月 22 日初诊。患者因晨起受寒，即头痛发热，无汗，小便量少，头痛如劈不能俯，口唇不自主时时抽动，自觉有气上冲心胸，颈项强直，两足痉挛，苔白滑，脉弦迟。（南京中医学院金匮教研组编．金匮要略译释．南京：江苏人民出版社，1959：53）

（1）诊断　欲作刚痉。

（2）分析与辨证　风寒之邪侵袭肌表，侵犯项背督脉经道，卫气闭塞，邪既不能向外透达，又不能向下通行，势必逆而冲上，故可见无汗、小便少、自觉有气上冲心胸等。今无汗而小便反少，提示在里之津液已伤，津伤不能濡润筋脉，筋脉挛急，则发作颈项强直、两足痉挛等典型刚痉症状。证属风寒表实，筋脉失养。

（3）立法处方

治法：温散表邪，通达经隧。

处方：葛根汤。

葛根 12g（先煎），麻黄 9g（先煎），桂枝 6g，白芍 6g，炙甘草 6g，生姜 9g，大枣 6 枚。

水煎服，先煮麻黄、葛根，去上沫，温覆取汗。服药后，患者周身得汗，头痛减轻，项强亦瘥，口足挛得展。

（4）相关知识　欲作刚痉者乃刚痉将要发作之征象。盖邪本由经络入于筋脉，故必从经络以泄之，否则即有项背反张之变。太阳痉病与太阳伤寒虽然都有表证，但痉病还具有以下特点：①脉不浮数而弦迟。②项背强急。③津液不足。④治法上除解表外，必须照顾津液。

2. 方源与拓展应用

太陽病，無汗而小便反少，氣上衝胸，口噤不得語，欲作剛痙，葛根湯主之。（12）

葛根湯方：

葛根四兩　麻黃三兩（去節）　　桂枝二兩（去皮）　　芍藥二兩　甘草二兩（炙）生薑三兩　大棗十二枚

上七味，哎咀，以水七升，先煮麻黃、葛根，減二升，去沫，內諸藥，煮取三升，去滓，溫服一升，覆取微似汗，不須啜粥，餘如桂枝湯法將息及禁忌。

葛根汤具有解肌通络，舒挛缓急的作用，临床常用于治疗肩周炎、颈椎病等，可根据病情需要酌加防风、秦艽、羌活、威灵仙等药物。

（三）阳明痉病

1. 实训病案

潘某，女，8 岁。1957 年 8 月初诊。患者发热面赤，胸部胀满，牙关紧闭，角弓反张，两足拘挛，谵语，以为鬼物，苔黄腻，脉弦洪大。[黎少庇·庇留医案（八）·广东中医，1958（7）：37]

（1）诊断　痉病邪入阳明之里（阳明刚痉病）。

（2）分析与辨证　表证失于开泄，邪气内传，郁于阳明，热邪壅盛，灼伤筋脉，亦致痉病。里热壅盛，故发热面赤，胸部胀满；热甚耗灼津液，筋脉失于濡养，故牙关紧闭，角弓反张，两足拘挛；热扰心神，故谵语，以为鬼物。苔黄腻，脉弦洪大皆为里热灼盛之征。证属阳明里实，热伤津液。

（3）立法处方

治法：通腑泄热，急下存阴。

处方：大承气汤。

大黄 12g（后煎），厚朴 15g（先煮），枳实 9g（先煮），芒硝 9g（最后下）。

先煮厚朴、枳实，再煮大黄，最后加芒硝，一两沸即可。服药后，即下两三次，病遂豁然。

2. 方源与拓展应用

痙為病，一本痙字上有剛字。胸滿口噤，臥不著席，腳攣急，必齘齒，可與大承氣湯。（13）

大承氣湯方：

大黃四兩（酒洗）　厚朴半斤（炙，去皮）　枳實五枚（炙）　芒硝三合

上四味，以水一斗，先煮二物，取五升；去滓，内大黃，煮取二升；去滓，内芒硝，更上火微一二沸，分溫再服，得下止服。

阳明痉病变化迅速，病势危急，治疗时应当机立断，用大承气汤，实急下存阴之意。

二、湿病

湿病，其邪在肌肉关节，以发热身重、骨关节疼烦为主证。

（一）头中寒湿

1. 实训病案

某君，男。初诊：黄疸近作，忽苦头痛不已，发散降火，历试无效。一身尽痛，又兼鼻塞，脉大而缓，乃湿家头痛也。（清·魏之秀·续名医类案·北京：人民卫生出版社，1997）

（1）诊断　寒湿在上（头中寒湿）。

（2）分析与辨证　湿邪侵犯肌表，阳为湿郁，故身疼，面黄；寒湿在头中，滞留

鼻窍，故鼻塞；脉大，说明病邪在上；湿家头痛，只须纳药鼻中，宣泄上焦，使肺气通利，黄水出则寒湿散而病愈。证属寒湿在头中，清阳被郁。

（3）立法处方

治法：宣泄上焦。

处方：瓜蒂散一匕纳鼻中。

使用后出黄水一大杯而愈。

（4）相关知识　此药现在较少运用。

2. 方源与拓展应用

濕家病，身疼發熱，面黃而喘，頭痛，鼻塞而煩，其脈大，自能飲食，腹中和無病，病在頭中寒濕，故鼻塞，內藥鼻中則愈。《脈經》云：病人喘，而無"濕家病"以下至"而喘"十一字。（19）

原文无方，只说"内药鼻中则愈"，历代医家认为可采用瓜蒂散（瓜蒂一味研末）吹鼻或搐鼻，但此药现在较少运用。亦有认为本病宜用辛夷散（辛夷、细辛、藁本、白芷、川芎、升麻、防风、甘草、木通）。

（二）寒湿在表

1. 实训病案

单某，女，37岁。初诊：时至初冬，患者因受寒淋雨，翌日即发热烦躁，周身疼痛剧烈，恶寒，无汗，纳食不馨，舌淡，苔白而滑，脉浮而紧。[张谷才. 从金匮方来谈痹证的治疗. 辽宁中医杂志，1980（9）：18]

（1）诊断　寒湿在表。

（2）分析与辨证　证属寒湿内困外郁，经脉痹阻不畅。寒湿之邪客于肌表，阳气被湿邪阻遏，故见身体疼痛剧烈而有烦躁之象；本证仍有风寒之邪，故见发热，恶寒，无汗等表证。有表证当从汗解，而湿邪又不得过汗，故用麻黄加术汤，发汗解表，散寒除湿。

（3）立法处方

治法：发汗解表，散寒除湿。

处方：麻黄加术汤。

麻黄 6g，桂枝 6g，杏仁 10g，甘草 4g，苍术 12g。

服用四剂后，汗出表解，症状已消，继服三剂痊愈。

（4）相关知识：方中麻黄与苍术相伍，麻黄得苍术，虽发汗而不致过汗；苍术得麻黄，能行表里之湿，不仅适合于寒湿病情，而且亦是湿病解表微微汗出的具体方法。如果用火攻发汗，则大汗淋漓，风去湿存，病必不除。且火热内攻，与湿相合，可引起发黄或衄血等病变，故应慎之。

2. 方源与拓展应用

濕家身煩疼，可與麻黃加術湯發其汗為宜，慎不可以火攻之。（20）

麻黃加術湯方：

麻黄二两（去節）　　桂枝二两（去皮）　　甘草一两（炙）　　杏仁七十個（去皮尖）　白术四两

上五味，以水九升，先煮麻黄，减二升，去上沫，内諸藥，煮取二升半，去滓，温取八合，覆取微似汗。

麻黄加术汤多用治风寒湿杂至且以湿邪偏盛的痹证。临床上可根据痹证风寒湿偏盛不同进行灵活化裁。如湿重以苍术易白术，酌加茯苓；风邪偏盛加防风；寒邪偏盛加细辛。除痹证外，麻黄加术汤还可用治风寒湿停滞肌表，营卫不和，疹色偏淡的荨麻疹。

（三）风湿在表

1. 实训病案

李某，男，36岁，工人。初诊：患者一周前因汗出当风，以致周身疼痛，发热，午后热更加剧，舌淡红，苔白腻，脉濡缓略浮。[诸葛连祥.《金匮要略》论外湿的临床意义. 云南中医学院学报，1978（3）：14]

（1）诊断　风湿在表。

（2）分析与辨证　证属汗出当风，风湿为患。风湿在表，阻滞经脉，营卫运行不畅，故周身尽疼痛。风与湿合，湿邪容易化热化燥，故身疼发热而日晡增剧，这是风湿病的特点，此病由于汗出当风，湿邪从外侵及肌体所致。病既属于风湿在表，仍当使之得微汗而解，所以用麻黄杏仁薏苡甘草汤轻清宣化，解表祛湿。

（3）立法处方

治法：轻清宣化，解表祛湿。

处方：麻杏薏甘汤。

麻黄10g，杏仁10g，薏苡仁30g，甘草7g。

日一剂，水煎服，仅用一剂，热除痛止而愈。

（4）相关知识　本方实为麻黄汤以薏苡仁易桂枝，是变辛温发散而为辛凉解表之法。因为日晡发热属阳明，风有化热的倾向，同时风为阳邪，容易化燥，所以用薏苡仁的清化，而不用桂枝的温化。

2. 方源与拓展应用

病者一身盡疼，發熱，日晡所劇者，名風濕。此病傷於汗出當風，或久傷取冷所致也，可與麻黄杏仁薏苡甘草湯。（21）

麻黄杏仁薏苡甘草湯方：

麻黄（去節）　半兩（去節，湯泡）　甘草一兩（炙）　薏苡仁半兩　杏仁十個（去皮尖，炒）

上銼麻豆大，每服四錢匕，水盏半，煮八分，去滓，温服。有微汗，避風。

麻黄杏仁薏苡甘草汤具有宣肺解表、通络化湿的作用，临床上常用于治疗风湿在表，郁而化热之痹证、风水等。此外，该方临床上常重用薏苡仁以治疗皮肤病，如扁平疣、银屑病等。

（四）风湿兼气虚

1. 实训病案

李某，男，40 岁，工人。初诊：患者素体虚弱，且患寒湿痹证已两年，肘膝关节肿痛，每逢阴雨之时加重。近日，因感冒发热，自服解表药物后，热退，但关节疼痛加重，且汗出不止，身重恶风，短气，舌苔白腻，脉象浮涩。［诸葛连祥.《金匮要略》论外湿的临床意义. 云南中医学院学报，1978（3）：15］

（1）诊断　风湿兼气虚（表虚）。

（2）分析与辨证　病人素体腠理疏松，卫阳虚弱，今再感受风湿而发为表虚风湿之证，风湿伤于肌表，故脉浮身重；表虚卫气不固，故汗出恶风。证候虽属于风湿，但表分已虚，故不用麻黄等以发汗，而用防己黄芪汤益气除湿。证属寒湿痹阻，卫阳已虚，风邪虽去，湿气仍在。

（3）立法处方

治法：益卫固表，除湿止痛。

处方：防己黄芪汤。

防己 12g，生黄芪 30g，白术 15g，甘草 7g，生姜 2 片，大枣 4 枚，桂枝 10g。

服药后，汗止痛减。

（4）相关知识　本方既能固表，又能祛风化湿。服药后，患者应感到好像有虫子在皮肤中爬行，腰以下部位感觉像冰一样寒冷，此即卫阳振奋，风湿欲解之征，此时应当取棉被遮盖，温覆令其微微出汗。本方属于微汗之剂，故《金匮》方后云，"温令微汗，差"。但表虚发汗，必基于托阳益气，调和营卫，使卫气振奋，驱邪外出，宜加注意。张仲景的重要治疗思想之一就是在注意辨病施治相结合的基础上，重视随证治疗。因此，《金匮》中，本方后喘加麻黄、胃中不和加芍药、气上冲加桂枝、下有陈寒加细辛，都体现了张仲景的这一思想和用药规律，在临床上具有重要价值。

2. 方源与拓展应用

風濕，脈浮，身重，汗出，惡風者，防己黃耆湯主之。（22）

防己黃耆湯方：

防己一兩　甘草半兩（炒）　　白术七錢半　黃耆一兩一分（去蘆）

上銼麻豆大，每抄五錢匕，生薑四片，大棗一枚，水盞半，煎八分，去滓，溫服，良久再服。喘者，加麻黃半兩；胃中不和者加芍藥三分；氣上衝者加桂枝三分；下有陳寒者加細辛三分。服後當如蟲行皮中，從腰下如冰，後坐被上，又以一被繞腰以下，溫，令微汗，差。

防己黄芪汤临床应用十分广泛，内科可用治痹证、水肿、喘咳、鼓胀等，骨伤科可用治骨折愈合后肿胀等。

（五）风湿兼表阳虚，风邪偏盛

1. 实训病案

代某，男，38 岁。初诊：平素体弱，易得感冒，发热恶寒已 6 天。前天外出淋雨，周身酸楚，两腿膝关节活动不利而痛，伴头痛鼻塞。舌淡，苔薄白润，脉浮虚而涩。[李俊杰．仲景三个附子汤的临床应用．浙江中医杂志，1992（7）：323]

（1）诊断　风湿兼表阳虚，以风邪为盛。

（2）分析与辨证　风湿合邪，形成风寒湿三气杂至，痹着于肌肉关节，故见周身酸楚，两腿膝关节活动不利而痛。方用桂枝附子汤以振阳气而散阴邪。

（3）立法处方

治法：温经助阳，祛风化湿。

处方：桂枝附子汤。

桂枝 10g，炮附子 10g，生姜 5g，炙甘草 10g，大枣 15g。

服用四剂后，疼痛大减。

（4）相关知识　方中桂枝辛温，发散风邪，更能通经活络；配以附子大热之品，温散寒湿而力大功专，且又扶阳止痛；甘草、生姜、大枣辛甘发散，调和营卫，扶正祛邪，使风湿之邪从外而解。

（六）风湿兼表阳虚，湿邪偏盛

1. 实训病案

韩某，男，37 岁。初诊：患者得关节炎数年，周身酸楚疼痛，尤以两膝关节为甚，已不能蹲立，走路很困难，每当天气变化，则周身疼痛，舌淡嫩而胖，苔白滑，脉弦迟，大便干燥难解。（刘渡舟．经方临证指南．天津：天津科学技术出版社，1993：135）

（1）诊断　风湿兼表阳虚，以湿邪为盛。

（2）分析与辨证　风寒湿三气杂至合而为痹，病以湿邪偏盛。方用白术附子汤温经复阳兼祛湿邪。

（3）立法处方

治法：温经祛湿。

处方：白术附子汤。

炮附子 15g，白术 15g，生姜 10g，炙甘草 6g，大枣 12 枚。

服药后，周身如虫行皮中状，两腿膝关节出黏凉之汗甚多，而大便由难变易。

二诊：干姜 10g，白术 15g，茯苓 12g，炙甘草 6g。服至三剂而下肢不痛，行路便利，又用上方三剂而身痛亦止。后以丸药调理，逐渐平安。

（4）相关知识　《金匮》中，本方后有"其人身如痹"、"其人如冒状"之语，这既是正气驱邪的反映，也提示了附子剂量不能太大。所以，既言"勿怪"，又说"附子三枚恐多也，虚弱家及产妇宜减服之"，其中有瞻前顾后之意。

2. 方源与拓展应用

傷寒八九日，風濕相搏，身體疼煩，不能自轉側，不嘔不渴，脈浮虛而澀者，桂枝附子湯主之；若大便堅，小便自利者，去桂加白术湯主之。(23)

桂枝附子湯方：

桂枝四兩（去皮） 生薑三兩（切） 附子三枚（炮，去皮，破八片） 甘草二兩（炙） 大棗十二枚（擘）

上五味，以水六升，煮取二升，去滓，分溫三服。

白术附子湯方：

白术二兩 附子一枚半（炮，去皮） 甘草一兩（炙） 生薑一兩半（切） 大棗六枚

上五味，以水三升，煮取一升，去滓，分溫三服。一服覺身痺，半日許再服，三服都盡，其人如冒狀，勿怪，即是术、附並走皮中，逐水氣，未得除故耳。

桂枝附子汤常用治湿病、痹证外，由于该方具有温阳通血脉作用，故还可用治寒湿阻滞血脉，影响气血运行的心动过缓、低血压、雷诺病。

白术附子汤还可治疗脾胃阳虚的腹胀便秘等。

（七）风湿兼表里阳虚

1. 实训病案

王某，男，59岁。初诊：煤矿工人，终年在潮湿阴冷之处劳动，得关节炎已2年，最近加剧，现双下肢疼痛，尤以双膝关节为甚，掣痛不能行走。小腿发凉，逢天气变化则会加重，膝关节微肿，舌苔白腻，脉沉细。[黄道富. 甘草附子汤治疗痛证举隅. 河南中医，1989（3）：9]

（1）诊断 风湿表里阳（气俱）虚。

（2）分析与辨证 风寒湿侵入关节，故可见双下肢疼痛，掣痛不能行走；阳虚不能化湿，则小腿发凉，膝关节微肿；舌苔白腻则为湿浊之象；脉沉细为里湿之征。

（3）立法处方

治法：温经散寒，祛风除湿，通痹止痛。

处方：甘草附子汤加减。

炮附子10g（先煎），甘草6g，白术10g，桂枝15g，牛膝15g，威灵仙10g。

服七剂而痛减半。

（4）相关知识 方中附子扶阳温经散寒；白术健脾运湿；桂枝通阳祛风；炙甘草补中益气。附子配白术，有术附汤之意，用以扶阳气而驱寒湿，故治身体痛、骨节痛；桂枝配甘草，即桂枝甘草汤之意，用以振奋心阳，而治短气与小便不利。以甘草名方，意在缓急。

2. 方源与拓展应用

風濕相搏，骨節疼煩，掣痛不得伸屈，近之則痛劇，汗出短氣，小便不利，惡風不欲去衣，或身微腫者，甘草附子湯主之。(24)

甘草附子汤方：

甘草二两（炙）　　白术二两　　附子二枚（炮，去皮）　　桂枝四两（去皮）

上四味，以水六升，煮取三升，去滓。温服一升，日三服。初服得微汗则解。能食，汗出复烦者，服五合。恐一升多者，取六七合为妙。

甘草附子汤是临床治疗湿病、寒痹的常用方。该方化裁还可用治脾肾阳虚的慢性肾炎、心肾阳虚的风湿性心脏病等病证。

三、暍病

暍病即伤暑，以发热自汗，烦渴溺赤，少气脉虚为主证。

（一）伤暑热盛

1. 实训病案

林某，女，38岁。初诊：患者感受暑邪，身热肢厥，气粗如喘，口唇干燥，烦渴引饮，汗多恶寒，牙关微紧，舌红苔黄燥，脉洪大而芤。［苏伯鳌．白虎加人参汤治疗中暑作厥．浙江中医杂志，1965，8（8）：7］

（1）诊断　伤暑偏于热盛。

（2）分析与辨证　暑为阳邪，其性升散，耗气伤阴，侵犯人体可出现热盛津伤的证候。由于暑热熏蒸，即见汗出，汗出多而腠理空疏，故其人恶寒；暑必发热，故其人身热；暑热伤津，故烦渴引饮。

（3）立法处方

治法：清热祛暑，益气生津。

处方：白虎加人参汤。

生石膏30g（先煎），朝鲜白参15g，知母15g，甘草9g，粳米15g。

日二次，水煎服。服药两天而愈。

（4）相关知识　方中石膏辛寒以清表热；知母苦寒以清里热；甘草、粳米甘平养胃；人参甘寒，益气生津，保元固体。

2. 方源与拓展应用

太阳中热者，暍是也。汗出恶寒，身热而渴，白虎加人参汤主之。（26）

白虎加人参汤方：

知母六两　石膏一斤（碎）　　甘草二两　粳米六合　　人参三两

上五味，以水一斗，煮米熟汤成，去滓，温服一升，日三服。

白虎加人参汤用治伤暑热盛津伤，临床可根据证情加入沙参、麦冬、鲜荷叶等药物。该方还可用治小儿夏季热，以热渴、尿多为主要特征，属阳明经热者。由于白虎加人参汤是在白虎汤基础上加人参而成，故有人认为白虎加人参汤证中"汗"、"渴"症状更甚，可资临床参考。

（二）伤暑湿胜

1. 实训病案

顾某，男。患者因赴酒宴，饮酒大醉，醉后口渴，继饮凉水解渴，猝然昏倒，现患者默默不语，身热，身重不能自转侧，脉象微弱。（曹颖甫．曹氏伤寒金匮发微．上海：上海科学技术出版社,1990:262）

（1）诊断　伤暑（夹湿）湿胜。

（2）分析与辨证　证属酒性外发，后以凉水内饮，湿乃并入肌腠。此与伤冷水，水行皮中证相似。伤暑则身热，夹湿则身重，暑湿伤阳，故脉微弱，由于夏月贪凉饮冷，阳气被遏所致。

（3）立法处方

治法：清热解暑，行水散湿。

处方：用一味香瓜蒂4g，煎汤进之，服后患者遍身微汗，醒后诸症状皆愈。

（4）相关知识　《本经》云："瓜蒂，主大水，身面四肢浮肿。"此病用瓜蒂，以散皮肤中水气，水气去则暑无所依，而病自愈。应注意，瓜蒂小剂量，对呼吸、血压、心率均无明显影响；剂量过大时，可出现呼吸不规则，血压下降，心动过缓，呼吸减弱，最后呼吸停止而死亡。

2. 方源与拓展应用

太陽中暍，身热疼重而脈微弱，此以夏月傷冷水，水行皮中所致也，一物瓜蒂湯主之。(27)

一物瓜蒂湯方：

瓜蒂二十個

上銼，以水一升，煮取五合，去滓，頓服。

目前临床上用瓜蒂汤治疗中暑较为少见。《医宗金鉴》认为此时用大顺散（干姜、桂枝、杏仁、甘草）或香薷饮（香薷、厚朴、白扁豆）发汗更为妥当。

【实训小结】

本篇所论痉、湿、暍三病，均由感受外邪所致，病情变化又均从太阳表证开始，与伤寒有相似之处，但又各有特点，故此三种病证，除见于《伤寒论》外，又列于此，作为论述杂病的开始。

痉病病在筋脉，其脉弦，以颈项强急，口噤不开，甚至角弓反张为主证。致病原因，多由外感风寒，阻滞经脉，加之误汗误下等因素津液内伤，筋脉失养，挛急成痉。故本病初起，具有发热恶寒等表证。根据汗之有无，可分为刚痉和柔痉。发热恶寒无汗发痉者，为刚痉，用葛根汤发汗解表，生津舒脉；发热有汗发痉者，为柔痉，用栝楼桂枝汤滋养津液，解肌祛邪。如病情进一步发展，可为邪入阳明、热伤津液的阳明痉病，症见胸满口噤，卧不着席，脚挛急，齘齿等，当用大承气汤泄热存阴以止痉。总之，治疗痉病，在发表清里时，必须兼顾津液，这是治疗痉病的重要原则。

湿病有外湿、内湿之分，本篇所论，重在外湿。以发热身重，骨节疼烦为主证。湿病治疗原则是发汗、利小便，但发汗不能大汗，必微微似欲汗出，方使风湿邪气缓缓蒸发，营卫通利，风与湿邪俱去。否则，汗出太骤，风去湿存，徒伤阳气，病必不愈。因此，风湿病过汗、误下都会导致阳气大伤，出现不良后果。湿病辨证，如湿邪偏重者，以身体重着疼痛为主；偏于寒湿，则其疼痛较甚；偏于风湿，则多游走性疼痛。湿从外袭，导致人体发病，首先出现表证，寒湿在上，头重疼，鼻塞而烦者，用辛夷散或瓜蒂散纳药鼻中则愈；寒湿在表，身体疼烦，恶寒无汗者，用麻黄加术汤发汗解表，散寒除湿；风湿在表，一身尽疼，发热，日晡所剧者，用麻杏薏甘汤宣散风邪，清热祛湿；风湿表气亏虚，脉浮身重，汗出恶风者，用防己黄芪汤益气固表，祛风除湿；风湿表阳虚，身体疼烦，不能自转侧，脉浮虚而涩者，可根据其风与湿的偏盛分别选用桂枝附子汤或白术附子汤。若风湿较重者，用桂枝附子汤温经助阳，祛风化湿；若服了桂枝附子汤后，二便正常，里气调和，但表湿未尽病轻者，用白术附子汤，温经助阳，祛肌表湿邪；如风湿表里阳气俱虚，风湿并重，出现骨节疼烦掣痛，不得屈伸，近之则痛剧，汗出短气，小便不利，恶风不欲去衣，或身微肿者，用甘草附子汤振奋表里之阳，祛风除湿止痛。以上诸方，都属于微发汗之剂，无论表实表虚，都以温服取微汗为佳。所以，从论治湿病可以看出，治湿须注意三点：一忌大汗，二忌火攻，三慎用苦寒攻下。

中暍即伤暑，是因夏月感受暑热之气，或贪凉饮冷，汗出入冷水所致。病变初起，每见发热恶寒等太阳表证。暑为阳邪，易耗气伤津，其病多呈气阴两伤，阴阳不足的脉证，故汗、下、温针等伤阳劫阴治法，皆当禁用。如暑热偏重，则汗出恶寒，身热口渴，用白虎加人参汤清热益气生津；如暑湿偏盛，身热疼重，脉象微弱，用一物瓜蒂汤祛除暑湿邪气，亦可用后世之香薷饮或大顺散治疗。

【思考题】

1. 何谓痉病、湿病、暍病？
2. 试述痉、湿、暍三病合篇的含义。
3. 刚痉与柔痉有什么不同，如何治疗？
4. 湿病的基本治法及其机理是什么？
5. 麻黄加术汤与防己黄芪汤、桂枝附子汤与甘草附子汤治疗湿病有何异同？
6. 白虎加人参汤适用暍病的哪种证候，当有哪些症状？
7. 一物瓜蒂汤用于暍病的哪种证候？

第二节　百合狐蟚阴阳毒病

一、百合病

百合病由于热病之后，余热未尽，或由于情志不遂，郁而化火所形成。临床表现以精神恍惚不定，口苦，小便赤，脉微数为其特征。

（一）百合病正治法

1. 实训病案

孟某，女。初诊：自汗不止，心神恍惚，欲食不能食，欲卧不能卧，若有所思，行动异常，口苦而干，口渴，小便难，溺则洒淅头昏，舌红赤少苔，脉弦数。（张璐．明清中医名著丛刊·张氏医通．北京：中国中医药出版社，1995：131）

（1）诊断　百合病。

（2）分析与辨证　百合病是一种心肺阴虚内热的疾病，因此它的证候可表现为两个方面。一是由于阴血不足而影响神明，时而出现神志恍惚不定，语言、行动、饮食和感觉等失调现象，症状表现为常默默不言，欲卧不能卧，欲行不能行，想进饮食，但不能食，有时胃纳甚佳，有时又厌恶饮食，如寒无寒，如热无热，用各种药品治疗，效果都不显著，甚至服药后常见呕吐或下利，但从形体上观察则一如常人，并没有显著病态。二是由于阴虚生内热，出现口苦、小便赤、脉微数的现象，这些则是常见的不变之症状。根据上述两方面的病情，即可诊断为百合病。本病案即为百合病。

（3）立法处方

治法：润养心肺，凉血清热。

处方：百合地黄汤。

百合30g，生地黄30g。

以泉水煎服，服药二十剂，诸症状消失。

（4）相关知识　此病案为百合病的正治法。服药后大便呈黑色，为地黄本色，停药后即可消失。应注意，百合病是一种慢性虚弱性疾病，不易在短时间内治愈，所以在服百合地黄汤时，应以守方为宜，较长时间服用，不可中间停服。

2. 方源与拓展应用

百合病，不經吐、下、發汗，病形如初者，百合地黃湯主之。(5)

百合地黃湯方：

百合七枚（擘）　生地黃汁一升

上以水洗百合，漬一宿，當白沫出，去其水，更以泉水二升，煎取一升，去滓，内地黃汁，煎取一升五合，分温再服。中病，勿更服。大便當如漆。

百合地黄汤常用于治疗各种神经官能症及植物神经功能失调，亦可用作热性病的善后调理。本方与酸枣仁汤合用可治癔症；与甘麦大枣汤、生龙牡、琥珀、磁石等合用治疗更年期综合征、植物神经功能紊乱；加麦冬、沙参、贝母、甘草等可治肺燥或肺热咳嗽；加太子参、滑石、牡蛎、夜交藤、炒枣仁等可用于热病后调理。

（二）百合病误汗后救治法

1. 实训病案

陈某，男，42岁。初诊：患者身热不除2周，头痛。曾因"副伤寒"住院，用抗生素后，热退，胃纳差，思食而不欲食，精神恍惚，困倦懒散，神情沉滞，少言少动。

服中西药无效，口苦，大便不畅，小便黄赤，舌红，苔薄，脉微数。［何任．金匮撷记．上海中医药杂志，1984（7）：27］

（1）诊断　百合病误汗证。

（2）分析与辨证　百合病是由于心肺阴虚燥热，以致百脉失和，精神魂魄不宁，而出现如寒无寒，如热无热，欲食不食，欲卧不卧，常默默等一系列异常表现，其中口苦、小便赤、脉微数是本证的主要辨证要点。由上可知，病者热退后余热未清，伤及心肺之阴，而化为百合病。小便黄赤为津伤之征，当用百合知母汤合百合地黄汤补虚清热、养阴润燥。

（3）立法处方

治法：补虚清热，养阴润燥。

处方：百合知母汤。

百合30g，知母9g，生地15g，天水散15g。

以泉水煎服，服后，诸症状大减。

（4）相关知识　以百合润肺清心，益气安神；以知母养阴清热，除烦润燥；以泉水煎药清其内热。三者共起补虚、清热、养阴、润燥作用。

2. 方源与拓展应用

百合病，發汗後者，百合知母湯主之。（2）

百合知母湯方：

百合七枚（擘）　　知母三兩（切）

上先以水洗百合，漬一宿，當白沫出，去其水，更以泉水二升煎取一升，去滓；別以泉水二升煎知母，取一升，去滓；後合和，煎取一升五合，分溫再服。

百合知母汤除用于误汗后变证外，还可用于心肺阴虚之失眠、燥咳、精神失常等病证，加白及、仙鹤草、三七粉等可治疗肺结核阴虚咯血。

（三）百合病误下后救治法

1. 实训病案

李某，女。初诊：患者来诊时，步履艰难，自述口苦、腹满，想进食，却不能进食，小便赤，脉微数，头昏气短，且喜悲，欲哭，嗳气，善太息。医以邪热入里之里实证，用攻下法。下后，患者呕吐呃逆，小便更少而涩。（西苑医院．赵锡武医疗经验．北京：人民卫生出版社，1980：74）

（1）诊断　百合病误下证。

（2）分析与辨证　百合病本为虚热在里，不能使用下法。若误认为欲饮食复不能食是邪热入里之里实证，而用攻下法，下后必然产生两种变证。一是下后津液耗伤，则内热加重，一部分阴液从大便泄出，所以小便反而减少，表现为小便短赤而涩。二是泻下之药为苦寒之品，服后损伤胃气，则出现胃气上逆，呕吐呃逆诸症状。

（3）立法处方

治法：养阴清热，利尿降逆。

处方：滑石代赭汤。

滑石10g，百合30g，代赭石15g（打碎）。

以泉水煎服。服药后，诸症状渐消。

（4）相关知识 用百合清润心肺；滑石、泉水利小便，兼以清热；代赭石降逆和胃，使心肺得以清养，胃气得以和降，则小便清，大便调，呕逆除。

2. 方源与拓展应用

百合病，下之後者，滑石代赭湯主之。（3）

滑石代赭湯方：

百合七枚（擘） 滑石三兩（碎，綿裹） 代赭石如彈丸大一枚（碎，綿裹）

上先以水洗百合，漬一宿，當白沫出，去其水，更以泉水二升，煎取一升，去滓；別以泉水二升煎滑石、代赭，取一升，去滓，後合和重煎，取一升五合，分温服。

本方加竹茹、芦根或合小半夏加茯苓汤可治百合病心烦呕吐、呕逆较重者；加猪苓、淡竹叶、鸭跖草、木通等可治疗百合病小便短赤明显者。

（四）百合病误吐后救治法

1. 实训病案

王某，男，44岁。初诊：患者肝硬化腹水9个月来诊，经治疗腹水渐消。今性格突然改变，一反平日谨慎寡言而为多言，渐渐啼笑不宁，不能辨认手指数目，精神错乱。曾用清营开窍、清热解毒之方无效。舌红脉虚。[山西中医研究所肝病科. 中西医结合治疗肝硬变昏迷40例经验小结. 新医药学杂志，1974（2）：13]

（1）诊断 百合病误吐证。

（2）分析与辨证 百合病本属阴不足之证，此例因腹水反复发作更伤阴津，采用清营凉血之法无效，乃阴亏之重也，故当滋养阴液以宁心安神。

（3）立法处方

治法：养肺胃阴，以安脏气。

处方：百合鸡子黄汤。

百合25g，鸡子黄1枚。

百合以泉水煎服，后纳鸡子黄，搅匀，温服。服药十二剂而愈。

（4）相关知识 以百合养阴清热，鸡子黄养阴润燥以滋胃阴，共奏养阴除烦之功，则阴复胃和，虚烦之证自愈。

2. 方源与拓展应用

百合病，吐之後者，用後方主之。（4）

百合雞子湯方：

百合七枚（擘） 雞子黄一枚

上先以水洗百合，漬一宿，當白沫出，去其水，更以泉水二升，煎取一升，去滓，內雞子黄，攪匀，煎五分，温服。

百合病误吐不能食者，本方加玉竹、石斛、桑白皮、粳米；若惊悸不宁者，加龙骨、牡蛎、炒枣仁、柏子仁等；若手足蠕动，肢体震颤者，加龟板、阿胶等；对急性热病余热未尽，或久病之后阴精不足，肺胃阴虚者，可用本方合生脉散。

（五）百合病变渴治法

1. 实训病案

吴某，女，44 岁。曾因吵架而得神经官能症，服百合地黄汤十余剂，病情有所缓解。近日又感风寒，发热达 39℃，心中烦热，一医给服解热发汗药后，口干苦，渴甚。患者头晕目眩，默默无言，时觉有热，小溲深赤，舌红少苔，脉浮数。[秦苏礼，冯军.《金匮要略》清法临证应用举隅. 江苏中医杂志，1987（2）：9]

（1）**诊断**　百合病变渴。

（2）**分析与辨证**　患者经治疗后，仍然口渴，这是由于阳热亢盛，阴津未复。

（3）**立法处方**

治法：益阴潜阳，润燥止渴。

处方：栝楼牡蛎散。

栝楼 20g，牡蛎 20g。

上两味研为细末，米汤送下，每服 4g，日服三次。

（4）**相关知识**　方中牡蛎与栝楼根的用量相等，栝楼苦寒清解肺胃之热，生津止渴，牡蛎咸寒引热下行，使热不致上炎而消灼津液，如此相配，则津液得生，虚热得清，口渴自解。

2. 方源与拓展应用

百合病，渴不差者，用後方主之。(7)

栝樓牡蠣散方：

栝樓根　牡蠣（熬）等分

上為細末，飲服方寸匕，日三服。

本方加味，可治疗糖尿病、甲亢、肺炎、胃炎等阴伤口渴喜冷饮者，效佳。

（六）百合病变发热治法

1. 实训病案

谢某，女，23 岁。初诊：患者经常头痛失眠，口干口苦，手足心热，食欲时好时坏，神志时而恍惚不定，小便短赤，大便秘结，舌润无苔，边尖俱赤，脉弦细而数。（谭日强. 金匮要略浅述. 北京：人民卫生出版社，2006：55）

（1）**诊断**　百合病变发热。

（2）**分析与辨证**　百合病乃由心血肺阴两虚，虚热游走，百脉不定，气血乱于表，本为如寒无寒，如热无热，是不应该发热的。今手足发热，是经久不愈，热盛于里，而外达肌肤的征象，治用百合滑石散。此《金匮》所谓"百脉一宗，悉致其病"。

（3）**立法处方**

治法：滋养肺阴，清热利尿。

处方：百合滑石汤。

百合 23g，滑石 10g。

服用十剂后，口苦口干已好，小便转清，又于原方加减，继服二十剂，诸症悉平。

（4）相关知识　以百合滋养肺阴，清其上源，使其不燥；以滑石清里热而利小便，使热从小便排出，小便得利，里热得除，则肌肤之表热自解。滑石与百合相配，清热而不伤阴，二味共奏益阴宁心，清除积热之效。

2. 方源与拓展应用

百合病，變發熱者，一作發寒熱。百合滑石散主之。（8）

百合滑石散方：

百合一兩（炙）　滑石三兩

上爲散，飲服方寸匕，日三服。當微利者，止服，熱則除。

本方原为百合病变发热而设，结合现代临证，热病后期，复发热，而见本方证者，可加减用之。如发热重者，可酌加玄参、太子参、麦冬、地骨皮、白薇等。

二、狐䘌病

狐䘌病是由于湿热虫毒所致，其临床表现以目赤、咽喉及前后二阴的腐蚀症状为特征。咽喉部腐蚀为䘌，前后二阴的腐蚀为狐。

（一）内服方

1. 实训病案

郭某，女，36岁。患者口腔及外阴溃疡半年余，自述右眼疼痛，视物不清，平日沉默无语，食欲不振，甚至恶闻饮食气味，卧不得安，目不得闭，经检查见虹膜纹理不清，瞳孔小，对光反射迟钝。（中国中医研究院西苑医院．赵锡武医疗经验．北京：人民卫生出版社,1980;99）

（1）诊断　狐䘌病。

（2）分析与辨证　本病是因感受湿热虫毒腐蚀人体各部所致，在病变过程中，还可以出现发热症状，形如伤寒。由于湿热内蕴，所以沉默无语，食欲不振，甚至恶闻饮食气味；虫毒内扰，故卧不得安，目不得闭。如果虫毒上蚀咽喉，则会出现咽喉腐蚀，虫毒下蚀二阴，则出现前阴或后阴溃疡，而且有时咽喉与二阴同时出现溃疡。咽喉被蚀，如果伤及声门，则可出现发声嘶哑。用甘草泻心汤治疗。

（3）立法处方

治法：清热利湿，安中解毒。

处方：甘草泻心汤。

生甘草 30g，黄芩 9g，党参 18g，干姜 6g，黄连 6g，半夏 12g，大枣 7 枚。

水煎服，十二剂。

同时用生甘草 12g，苦参 12g，四剂煎水，外洗阴部。

患者口腔溃疡及外阴溃疡基本痊愈，眼部症状消失。

（4）**相关知识** 方中生甘草为主药，配以黄芩、黄连之苦寒，清热解毒；干姜、半夏辛燥化湿；佐党参、大枣，以和胃扶正。共成清热化湿，安中解毒之功。

2. 方源与拓展应用

狐蠶之為病，狀如傷寒，默默欲眠，目不得閉，臥起不安。蝕於喉為蠶，蝕於陰為狐。不欲飲食，惡聞食臭，其面目乍赤、乍黑、乍白。蝕於上部則聲喝，一作嗄。甘草瀉心湯主之。（10）

甘草瀉心湯方：

甘草四兩　黃芩三兩　人參三兩　乾薑三兩　黃連一兩　大棗十二枚　半夏半升

上七味，水一斗，煮取六升，去滓，再煎，溫服一升，日三服。

本方除治狐蠶病外，对胃、十二指肠溃疡及慢性胃肠炎等证属寒热错杂者，亦有良效。中焦痞满重者，可加枳实、厚朴；心下痞满，呕利明显者，重用甘草、半夏、生姜；治萎缩性胃炎，可酌加白芍、乌梅、百合、乌药。此外，本方加减尚可治复发性口疮、神经衰弱、产后下利，以及磺胺类、解热止痛类药物过敏导致的咽喉、龟头糜烂等。

（二）外治方

1. 实训病案

焦某，女，41岁。患者常居处潮湿之地，曾发现前阴及口腔黏膜溃疡，但未加重视，以后时有发热，关节疼痛。现患者身体瘦弱，面色潮红，目赤，视物不清，咽喉干燥，声音嘶哑，皮肤起有大小不等之红色硬斑，口腔、前阴、肛门均见溃疡。满舌白如粉霜，大便干结，小便短黄，脉滑数。［王子和．狐蠶病的治疗经验介绍．中医杂志，1963（11）:10］

（1）**诊断** 狐蠶病湿热下注证。

（2）**分析与辨证** 患者常居潮湿之地，本易受湿邪侵袭。狐蠶病为一综合症候群，由湿热内蕴所致，病涉脾、胃、肝经。口咽为脾胃之门户，为肝经之所系，魄门直通胃肠，而肝之经脉绕阴器，抵少腹，上通于咽喉，故湿热邪毒，随经下注，则可见前阴蚀烂，循经自下上冲，则见咽喉干燥，声音嘶哑。热毒累及皮肤，则可见皮肤之红色硬斑。

（3）**立法处方**

治法：杀虫解毒化湿。

处方：外用苦参汤熏洗前阴，雄黄粉熏肛。内服甘草泻心汤加减。

内服方：生甘草30g，党参15g，黄芩9g，黄连6g，半夏9g，干姜9g，当归15g，茯苓30g，赤小豆30g，大枣5枚。

水煎服。守方百余剂，患者口腔及二阴溃疡均消失，皮肤红斑亦消退。

（4）**相关知识** 苦参汤熏洗前阴患处，杀虫解毒化湿以治其本，则咽干自愈；湿热虫毒蚀于肛门，使肛门蚀烂而见溃疡，则用雄黄熏患处。雄黄有较强的杀虫解毒燥湿作用，故用以治之。

2. 方源与拓展应用

蚀於下部則咽乾，苦參湯洗之。（11）

苦參湯方：

苦參一升

以水一斗，煎取七升，去滓，熏洗，日三服。

蚀於肛者，雄黃熏之。（12）

雄黃熏方：

雄黃

上一味為末，筒瓦二枚合之，燒，向肛熏之。《脈經》云：病人或從呼吸上蚀其咽，或從下焦蚀其肛陰，蚀上為蚤，蚀下為狐。狐蚤病者，豬苓散主之。

狐蚤病虽有内治、外治之法，但以内治为主。其外治方中，苦参汤现代常用于湿疹、疥疮，或会阴肛门瘙痒、肿痛及白塞病，外洗或漱口均宜。治赤白带下、阴道滴虫之阴部瘙痒可加黄柏、龙胆草、蛇床子；治周身风痒、疥疮顽癣，可加地黄、赤芍、白鲜皮。

（三）狐蚤酿脓

1. 实训病案

李某，女，24 岁。初诊：身无热，喉及前后阴瘙痒溃烂，口唇溃脓，肿胀，心烦，不思饮食。面色及目四眦黑，有少量溃疡及脓性分泌物，目赤如鸠眼。舌红苔黄，脉数。［王晓东．狐蚤病的辨证施治．辽宁中医杂志，1984（5）：27－28］

（1）诊断　狐蚤病酿脓证。

（2）分析与辨证　里热盛，故脉数，心烦；无热，表示病不在表，说明血分已有热；血中之热，随肝经上注于目，故可见两眼红肿疼痛，分泌物多。此为蓄热不解，湿毒不化，即成痈脓的征象。如果见到两眼内外眦的颜色发暗，表明瘀血内积，脓已成熟。

（3）立法处方

治法：清热凉血，解毒化湿，祛瘀生新。

处方：赤小豆当归散加减。

赤小豆 20g，当归 20g，茵陈 25g，生地 25g，栀子 15g，大黄 10g。

水煎服，日一剂。服用十三剂后，患者舌面及外阴溃疡消失。

（4）相关知识　方中赤小豆渗湿清热，解毒排脓；当归活血，祛瘀生新。诸药共用，使蓄热得解，湿毒得化。

2. 方源与拓展应用

病者脈數，無熱，微煩，默默但欲臥，汗出，初得之三四日，目赤如鸠眼；七八日，目四一本此有黄字黑。若能食者，膿已成也，赤小豆當歸散主之。（13）

赤小豆當歸散方：

赤小豆三升（浸令芽出，曝乾）　當歸三兩。

上二味，杵为散，浆水服方寸匕，日三服。

本方不仅对上部痈肿病变脓成有效，而且对肛门及其附近的痈肿病变脓成或伴有便血者，也有较好的疗效，但宜与甘草泻心汤配合应用。此外，临床也常用本方内服兼外洗，治疗渗出性皮肤病，如传染性湿疹样皮炎、接触性皮炎、生漆过敏、急性湿疹、脓疱疮、暑疖等病证。

三、阴阳毒

阴阳毒与感染疫毒有关，以发斑、咽喉痛为主证，属急性热病范畴。

1. 实训病案

顾某，女，43岁。患者得亚急性红斑性狼疮两个月余，症见发热不退，面有红斑，形如蝴蝶状，面红似锦纹，胸背上肢亦有红斑，下肢及头面部有轻度浮肿，周身关节酸痛，有时咽部疼痛，小便较少，舌红苔白，脉细数。[张谷才.从《金匮要略》来谈阴阳毒.广西中医药，1981（6）：10]

（1）诊断　阴阳毒。

（2）分析与辨证　本病系感受疫毒所致，《金匮》言，"面赤斑斑如锦纹，咽喉痛，唾脓血"，是阳毒的主证；血分热盛，故面部起红斑如锦纹；热灼咽喉故痛；热盛肉腐，肉腐则成脓，故吐脓血。《金匮》言，"五日可治，七日不可治"，是指出早期治疗的重要意义。早期则邪毒未盛，正气未衰，易于治愈，日久则毒盛正虚，比较难治。

（3）立法处方

治法：清热解毒，活血利咽。

处方：升麻鳖甲汤加减

升麻15g，生鳖甲20g，当归6g，蜀椒6g，甘草12g，雄黄1g（装胶囊），车前子10g。

水煎服，连服三十剂，旧斑渐消，新斑未见，症状基本消失。

（4）相关知识　方中升麻、甘草清热解毒；鳖甲、当归滋阴散瘀；雄黄、蜀椒解毒，以阳从阳欲其速散。总之，本方治阳毒，具有清热、解毒、散瘀的作用。《金匮》言，"面目青，身痛如被杖，咽喉痛"，是阴毒的主证。病毒侵袭血脉，瘀血凝滞，阻塞不通，故出现面目色青；经脉阻塞，血液流行不畅，故遍身疼痛如被杖一样；疫毒结于咽喉，故作痛。治疗仍用升麻鳖甲汤，解毒散瘀，去雄黄、蜀椒以防损其阴气。

2. 方源与拓展应用

陽毒之為病，面赤斑斑如錦文，咽喉痛，唾膿血。五日可治，七日不可治，升麻鳖甲湯主之。（14）

陰毒之為病，面目青，身痛如被杖，咽喉痛。五日可治，七日不可治，升麻鳖甲湯去雄黃、蜀椒主之。（15）

升麻鳖甲湯方：

升麻二兩　當歸一兩　蜀椒一兩（炒去汗）　甘草二兩　雄黃半兩（研）　鳖甲手指大一片（炙）

上六味，以水四升，煮取一升，顿服之，老小再服，取汗。《肘後》《千金方》陽毒用升麻湯，无鼈甲有桂；陰毒用甘草湯，无雄黄。

本方加减可治疗猩红热、红斑性狼疮、紫癜等属热毒血瘀者。其血热较重者，加犀角（用代用品）、生地黄、大青叶、金银花等；血瘀较重者，加丹皮、赤芍、丹参；吐血衄血者，加白茅根、生地黄等。

【实训小结】

1. 百合病多见于热病后期，余热未尽或情志不遂，郁火伤阴，其症状在精神恍惚不定的基础上以口苦、小便赤、脉微数为特征。主要病机为心肺阴虚有热，"百脉一宗，悉致其病"。百合地黄汤是治疗百合病的代表方。对百合病的变证以及误治后的证候，原文分别提出了救治的方剂。

2. 狐惑病因湿热虫毒蕴结所致，以咽喉、前后二阴溃疡为特征。其侵蚀咽喉为惑，可用甘草泻心汤治之；其侵蚀下部二阴为狐，在前阴用苦参汤外洗，在肛门用雄黄熏法；狐惑病酿脓者用赤豆当归散。

3. 阴阳毒与感染疫毒有关，临床上以面部发红斑或发青、咽喉疼痛为主证，方用升麻鼈甲汤。

【思考题】

1. 百合病的基本治则是什么？
2. 百合病的临床表现有何特点，主方是什么？误治如何论治？
3. 狐惑病临床上有何特征，应该怎样治疗？
4. 甘草泻心汤的药物组成是什么？君药是哪味？
5. 阴阳毒的病因是什么？
6. 升麻鼈甲汤有哪些药物组成，具有什么功效？

第三节　疟　病

疟病以寒战壮热、休作有时为临床特征。根据其脉证、寒热的状况可分为瘅疟、温疟、牝疟，疟病日久不愈，结为癥瘕可成为疟母。

（一）疟母

1. 实训病案

王某，男，47岁。患者曾患疟疾，反复发作，寒多热少，为时已久，胁下痞硬，神色欠健，面色不华。（何任．金匮要略新解．杭州：浙江科学技术出版社，1981：34）

（1）诊断　疟母。

（2）分析与辨证　由于疟疾反复发作，迁延日久，疟邪假血依痰，聚于胁下，结成痞块而成疟母。癥瘕痰瘀结于胁下，气血运行受阻，而正气又渐衰，抗病能力下降，故投以鳖甲煎丸。此方为寒热并用，攻补兼施，行气化瘀，除痰消癥的方剂，具有调整肌体，增进抗病能力，破瘀消癥，杀虫止疟等功效。

（3）立法处方

治法：破瘀消癥，杀虫止疟。

处方：鳖甲煎丸。

鳖甲 12 分，乌扇、干姜、黄芩、鼠妇、石韦、厚朴、紫菀、阿胶、大黄、桂枝、均为 3 分，牡丹皮、半夏、䗪虫、芍药各 5 分，柴胡 6 分，瞿麦、桃仁各 2 分，葶苈、党参各 1 分，蜂蜜 4 分。

将其煎熬成丸，空腹服用，日三次。服后，体力有所恢复，诸症渐消。

（4）相关知识　方中鳖甲为主药，消癥块，除寒热；乌扇、桃仁、牡丹皮、芍药、紫菀、大黄祛瘀通滞；鼠妇、䗪虫、蜂蜜消坚杀虫；葶苈、石韦、瞿麦利水道；柴胡、桂枝、半夏、厚朴、黄芩、干姜理气机，调寒热；党参、阿胶补益气血。合成治疗疟母的主方。本方虽有扶正的药物，但仍以攻邪为主，若久病或老年体弱者，不宜单用此方日久，宜与补益剂同用。如见劳倦后发热，乏力少气，可与补中益气汤合用；若出现盗汗，午后夜间发热，面潮红等阴虚之象者，可与左归丸或大补阴丸同服。

2. 方源与拓展应用

病瘧，以月一日發，當以十五日愈，設不差，當月盡解。如其不差，當云何？師曰：此結為癥瘕，名曰瘧母，急治之，宜鱉甲煎丸。（2）

鱉甲煎丸方：

鱉甲十二分（炙）　烏扇三分（燒）　黃芩三分　柴胡六分　鼠婦三分（熬）　乾薑三分　大黃三分　芍藥五分　桂枝三分　葶藶一分（熬）　石韋三分（去毛）　厚朴三分　牡丹五分（去心）　瞿麥二分　紫葳三分　半夏一分　人參一分　䗪蟲五分（熬）　阿膠三分（炙）　蜂窠四分（炙）　赤硝十二分　蜣蜋六分（熬）　桃仁二分

上二十三味，為末，取煅竈下灰一斗，清酒一斛五斗，浸灰，候酒盡一半，著鱉甲於中，煮令泛爛如膠漆，絞取汁，內諸藥，煎為丸，如梧子大，空心服七丸，日三服。

《千金方》用鱉甲十二片，又有海藻三分，大戟一分，䗪蟲五分，無鼠婦、赤硝二味，以鱉甲煎和諸藥為丸。

本方除治疗疟母外，还运用于治疗慢性肝炎、血吸虫病、黑热病而致的肝脾肿大及其他瘀血证，如肿瘤、卵巢囊肿等属正虚邪实者。本方虽有扶正之药，但以大队祛邪之药为主，单用此丸久服，反可伤正，故宜与补益之剂合用。

（二）温疟

1. 实训病案

谭某，男，31 岁。患者发作时，微恶寒，继发高烧，头痛面赤，骨节烦疼，汗出恶风，时时作呕，口渴喜冷饮，小便短赤，舌红无苔，脉弦大而数。（谭日强.金匮要略浅述.北京：人民卫生出版社，1981：70）

（1）诊断　温疟。

（2）分析与辨证　温疟是疟病的一种，病机为阳气独盛，阴气偏衰，治宜抑阳扶阴，清热抗疟。临床特点以热为主，其脉象和普通疟病患者脉象一样，为弦脉，多见弦数；内热灼盛，则身但热，微恶寒；表邪不解，经气不利，则骨节烦疼；热伤及胃气，胃气不和，故时时作呕。

（3）立法处方

治法：清热生津，解表散邪。

处方：白虎桂枝汤。

知母10g，甘草5g，生石膏15g，粳米10g，桂枝5g，栝楼根15g，生牡蛎30g。

服用三剂后，症状减轻。

（4）相关知识　本方中白虎汤清在里之邪热，加桂枝解在外之寒邪。

2. 方源与拓展应用

温瘧者，其脈如平，身無寒但熱，骨節疼煩，時嘔，白虎加桂枝湯主之。(4)

白虎加桂枝湯方：

知母六兩　甘草二兩（炙）　　石膏一斤　粳米二合　桂枝三兩（去皮）

上锉，每五錢，水一盞半，煎至八分，去滓，溫服，汗出愈。

本方临床上有用于治疗急性风湿性关节炎属风湿热痹的，也有用治外感热病，邪热入里，表邪未解，热多寒少的。

（三）牝疟

1. 实训病案

徐某，女。患者素体阳虚，近日患疟病，寒多热少，舌淡白，脉沉迟。（浙江省中医药研究所．范文甫专辑．北京：人民卫生出版社，2006：99）

（1）诊断　牝疟。

（2）分析与辨证　牝疟由于患者素体阳虚，阳气难以外达，或素有痰饮，阳气为饮邪所阻，使疟邪留于阴分者多而并于阳分者少所致，故临床以寒多热少为特征。蜀漆散乃祛痰止疟的方剂。

（3）立法处方

治法：截疟，助阳安神。

处方：蜀漆散。

生龙骨9g，淡附子3g，茯苓9g，生姜6g。

上三药研细末，于发作前两小时，用温水送服3g。

（4）相关知识　方中蜀漆祛痰截疟为主药；配云母、龙骨以助阳扶正，镇逆安神为佐药。《金匮》中方后言"临发时服"，说明其疗效与服药时间有关，具有实践意义。凡服常山、蜀漆一类方剂，必须在未发前一至两小时服药，过早过迟，均难获效。此外，单用常山或蜀漆治疟，虽然疗效肯定，但致吐的副作用大，并且停药后易复发，按前人的经验，下述方法有助于减轻或避免呕吐的副作用。①酒煎或用姜汁炒熟后使用。②适当配伍半夏、陈皮等和胃止呕药。

2. 方源与拓展应用

疟多寒者，名曰牝疟，蜀漆散主之。（5）

蜀漆散方：

蜀漆（烧去腥）　云母（烧二日夜）　龍骨等分

上三味，杵为散，未發前以漿水服半錢。温疟加蜀漆半分，临發時服一錢匕。一方云母作云實。

目前临床有用此方去云母，加苦参、姜半夏、炙甘草，治疗频发性期前收缩，效果较好，可为参考。

【实训小结】

1. 疟病是感受疟邪，以寒热往来、休作有时为主证的一种疾病。疟病的主脉是弦脉。由于感受疟邪不尽相同，病位也有深浅之分，故疟脉有弦数、弦迟、弦紧等相兼脉。

2. 疟病根据脉证和寒热的多少可分为但热不寒的瘅疟、热多寒少的温疟和寒多热少的牝疟。三者若反复发作，迁延不愈，疟邪深入，假血依痰，结于胁下，则可形成疟母。

3. 疟病根据其证候的寒热以及病位的表里上下，可分别采用温、清、发汗、涌吐、攻下、针灸等基本治法。在具体证治上，温疟可用清热生津兼解表的白虎加桂枝汤；牝疟可用祛痰止疟，扶正助阳的蜀漆散；疟母可用扶正祛邪，消癥化积的鳖甲煎丸。对于瘅疟，原文虽未出方，但后世医家多用白虎加人参汤或竹叶石膏汤治疗。

4. 本篇提出的治疟药物在临发前服用，以及疟病的饮食调理，具有临床实用价值，不可忽视。

【思考题】

1. 试述疟母的形成和治疗。
2. 鳖甲煎丸的制方意义及实用价值如何？
3. 试述瘅疟的证治。
4. 试述温疟的证治。
5. 牝疟的病因病机、症状特征及治法是什么？

第四节　中风历节病

历节病，是以疼痛遍历关节，痛势剧烈，日久可致骨节变形，行动不便为主要临床表现的病证。其病机与肝肾气血不足，感受风寒湿，痹阻关节筋脉有关。根据风气与寒气的偏盛可分为风湿历节与寒湿历节。

（一）风湿历节

1. 实训病案

汪某，女，65岁。患类风湿关节炎已六年，每逢阴雨天，便外感寒湿而发，两手指关节红肿灼痛，两下肢关节肿大变形，头昏短气，心中郁郁不舒，口干口黏，身体逐渐消瘦，舌红苔薄白，中央发黄，脉濡数。（张笑平 . 金匮要略临床新解 . 合肥：安徽科学技术出版社，2001：378）

（1）诊断　风湿历节化热证。

（2）分析与辨证　风寒湿邪侵入肌体，流注关节筋脉，气血运行不畅，故肢节肿大变形，红肿灼痛；邪羁日久，正气渐衰，故身体日渐消瘦，短气；寒湿之邪郁久化热伤阴，湿热中阻，上蒸头目，则头目眩晕，心中郁郁不舒；湿无去路，流注于下，故下肢肿大变形。正虚邪实，气血耗损，风寒湿邪气夹杂，病情错综复杂。

（3）立法处方

治法：祛风除湿，温经散寒，滋阴清热。

处方：桂枝芍药知母汤。

桂枝 12g，芍药 9g，知母 9g，甘草 9g，麻黄 9g，生姜 9g，白术 9g，防风 9g，炮附子 20g（先煎）。

服药三十剂后，全身关节疼痛消失，关节肿大消退，症状好转。

（4）相关知识　方中桂枝散风通络；麻黄散寒除湿；白术健脾化湿；附子温阳通络，散寒化湿；防风祛风胜湿；生姜、甘草和胃调中；芍药、知母清热养阴。本方以祛邪为首务，兼顾养阴，风湿去则痹宣经通，热去阴复，诸症可愈。

2. 方源与拓展应用

諸肢節疼痛，身體魁羸，腳腫如脫，頭眩短氣，溫溫欲吐，桂枝芍藥知母湯主之。(8)

桂枝芍藥知母湯方：

桂枝四兩　芍藥三兩　甘草二兩　麻黃二兩　生薑五兩　白术五兩　知母四兩　防風四兩　附子二枚（炮）

上九味，以水七升，煮取二升，溫服七合，日三服。

本方用于感受风湿，化热伤阴之痹证。其症状可见发热恶寒，遍身关节疼痛、肿大并伴有灼热，或全身表现为虚寒而局部有热。若掣痛难以屈伸，得热痛减者，倍加麻黄、附子；身体关节重着肿胀，遇阴雨加剧者，倍加白术；湿已化热，关节红肿热痛者，倍加芍药、甘草、知母。

目前常用本方治疗急、慢性风湿性关节炎，类风湿关节炎以及神经痛等病证。本方治疗类风湿关节炎发热者，加生石膏、薏苡仁；血虚肢节肥大者，加鸡血藤、鹿衔草、白芷；湿胜肢节肿大者，加萆薢、泽泻、防己；气虚加黄芪；服药后胃脘不适，可加蜂蜜同服。

（二）寒湿历节

1. 实训病案

王某，女，23 岁。患者挖井下水，又感受风邪，而致双膝关节冷痛难忍，不能行走，伸屈痛甚，关节肿胀，局部发凉，不时呼叫，舌淡，苔白，脉沉紧。[王海洲 . 运用经方治疗急症验案四则 . 国医论坛，1990（1）：17]

（1）诊断　寒湿历节。

（2）分析与辨证　寒湿之邪侵袭关节，凝结不去，气血运行受阻，故关节疼痛剧烈，屈伸不利。

（3）立法处方

治法：补气养血，散寒除湿，活络止痛。

处方：乌头汤。

麻黄15g，芍药30g，黄芪15g，炙甘草6g，制川乌12g（先煎），生姜3片，大枣5枚，桂枝10g，木瓜30g，防己20g。

水煎服，纳蜜中，服用两剂后，关节疼痛明显减轻，原方加干姜12g，又服四剂，关节痛肿消失。

（4）相关知识　方中麻黄散寒宣痹；乌头温通阳气止痛；芍药、甘草缓急舒筋止痛；黄芪益气固卫，既可助麻黄、乌头温经止痛，又可制约麻黄，防其发散太过；白蜜甘缓，可解乌头之毒。因为乌头有毒，服用后可能出现下列反应。若服后，唇舌肢体麻木，甚至昏眩吐泻，应加注意，若脉搏、呼吸、神志等无大的变化，则为有效之征，若服后见到呼吸、心跳加快，脉搏有间歇，甚至昏迷，则为中毒反应，当急救。

2. 方源与拓展应用

病歷節，不可屈伸，疼痛，烏頭湯主之。(10)

烏頭湯方：治腳氣疼痛，不可屈伸。

麻黃　芍藥　黃耆各三兩　甘草三兩（炙）　川烏五枚（㕮咀，以蜜二升，煎取一升，即出烏頭）

上五味，㕮咀四味，以水三升，煮取一升，去滓，內蜜煎中，更煎之，服七合。不知，盡服之。

乌头为峻猛有毒之品，故炮用，且煎药时间宜长，或与蜂蜜同煎，以减其毒性。服乌头汤后，若唇舌肢体麻木，甚至昏眩吐泻，应加注意。如脉搏、呼吸、神志等方面无大的变化，则为"瞑眩"反应，是有效之征，古人有"药弗瞑眩，厥疾难瘳"之说；如服后见到呼吸急促，心跳加快，脉搏有间歇等现象，甚至昏迷，则为中毒反应，应当立即采取急救措施。

【实训小结】

此篇历节病的论述，内因方面指出了肝肾不足和气血两虚两方面，外因方面可归纳为汗出入水中，饮酒汗出当风和风血相搏，并指出了其主要症状是关节疼痛肿大，痛处出黄汗。其治疗有偏于风湿的桂枝芍药知母汤和偏于寒湿的乌头汤。总以祛风寒湿邪，通阳行痹，舒筋活络为原则。

【思考题】

1. 风湿历节和寒湿历节的鉴别要点有哪些？

2. 桂枝芍药知母汤有哪些药物组成，其配伍规律如何？

3. 乌头汤证的辨证要点有哪些，方中乌头是如何使用的？

第五节 血痹虚劳病

一、血痹病

血痹病以肢体局部麻木为主证，是由气血不足，感受外邪所引起。

1. 实训病案

张某，女，52岁。患者口渴多饮伴血糖增高4年，手足麻木1月余。病人面色不华，口渴喜饮，但量不多，疲乏无力，手足麻木，时有刺痛，下肢发凉，舌淡红，苔薄黄少津，脉缓细。［程天祥，程佳．黄芪桂枝五物汤临床新用．湖北中医杂志，2002，24 (3)：39］

（1）诊断 血痹。

（2）分析与辨证 证属阳虚血寒，气血瘀阻，肌肤经络失养，故局部肌肤麻木不仁，时有刺痛，下肢发凉。此外，应注意血痹与风痹主要症状的不同，血痹以麻木为主，而风痹以疼痛为主。

（3）立法处方

治法：温阳祛寒，活血化瘀，益气通络。

处方：黄芪桂枝五物汤。

桂枝、白芍、干姜、桃仁、红花、当归、甘草各12g，川芎、地龙、大枣各15g，黄芪、莱菔子各20g，细辛6g。

服药六剂后，手足麻木减轻。原方加黄精20g、吴茱萸5g，以增益气温阳散寒之力。再进六剂后，诸症状大减。后随证增减治疗半月余，手足麻木疼痛、下肢发凉等症状悉除。

（4）相关知识 方中黄芪、桂枝温阳益气，鼓舞气血运行；重用生姜15g，助桂枝走表散邪；大枣甘温，和卫益气；芍药和阴血，除血痹。本方即桂枝汤中以黄芪易甘草，倍用生姜，意在载芪走表。

2. 方源与拓展应用

血痹，陰陽俱微，寸口關上微，尺中小緊，外證身體不仁，如風痹狀，黃耆桂枝五物湯主之。(2)

黄耆桂枝五物湯方：

黄耆三兩 芍藥三兩 桂枝三兩 生薑六兩 大棗十二枚

上五味，以水六升，煮取二升，溫服七合，日三服。一方有人參。

本方对小儿麻痹证、雷诺病、风湿性关节炎、周围神经损伤、腓肠肌麻痹、低钙性抽搐、肢端血管功能障碍、硬皮病等四肢疾患属营卫不和、血行滞涩者有较好疗效。

二、虚劳病

凡是由于劳伤所致的慢性衰弱疾患，皆称为虚劳。

（一）虚劳失精

1. 实训病案

卫某，男，24 岁。患者频频遗精半年余，近期每夜必遗，头昏目眩，脱发，腰酸，四肢乏力，外阴部寒冷，腹部弦急，舌淡，苔薄白，脉沉涩。（张笑平. 金匮要略临床应用新解. 合肥：安徽科学技术出版社, 2001：405）

（1）诊断　虚劳遗精证。

（2）分析与辨证　患者由于频频遗精，精液耗损太多，阴虚及阳，阳气不足，失其温煦之职，故少腹弦急，外阴部寒冷；精亏血少，失其濡养之职，故目眩，发落。时常梦交之人，心神浮越，阴血暗耗，日久亦可形成阴损及阳、阴阳两虚之证。

（3）立法处方

治法：温心安肾，安神涩精。

处方：桂枝加龙骨牡蛎汤。

桂枝 10g，芍药 10g，龙骨 12g，牡蛎 12g，生姜 3 片，甘草 10g，大枣 10 枚。

水煎服取汁，日二服。服药三剂后，未再遗精。

（4）相关知识　本方证为精血亏虚，阴损及阳，阴阳两虚，失于调和之候，故当调和阴阳，交通心肾为首务。方用桂枝汤调和阴阳，加龙骨、牡蛎潜镇固涩，交通心肾，使阴阳协调，阳气能固摄，阴精不外泄，标本俱治。

2. 方源与拓展应用

夫失精家，少腹弦急，陰頭寒，目眩，一作目眶痛。髮落，脈極虛芤遲，為清穀。亡血，失精。脈得諸芤動微緊，男子失精，女子夢交。桂枝加龍骨牡蠣湯主之。（8）

桂枝加龍骨牡蠣湯方：《小品》云：虛弱浮熱汗出者，除桂，加白薇、附子各三分，故曰二加龍骨湯。

桂枝　芍藥　生薑各三兩　甘草二兩　大棗十二枚　龍骨　牡蠣各三兩

上七味，以水七升，煮取三升，分溫三服。

本方临床上并不限于失精、梦交，对自汗、盗汗、偏汗、遗尿、乳泣、不射精、早泄、阳痿、脱发、神经官能症、冠心病、小儿夜啼、妇女带下、月经周期性精神病等辨证属阴阳俱虚，不能阳固阴守者，皆有较好疗效。

本方加减亦可治疗小儿肺炎后期，患儿体弱，肺部病灶长期不能吸收，临床表现为心阳不振，营虚卫弱，正虚邪恋，虚多实少之证。

（二）虚劳里急

1. 实训病案

陈某，女，42 岁。患者腹痛多年，经常脐周隐痛，痛时自觉肚皮向里抽动，用热水袋温按方能缓解，伴有四肢酸疼，手足烦热，咽干口燥，饮食无味，月经延期，舌淡嫩，苔薄白，脉沉弦。（谭日强. 金匮要略浅述. 北京：人民卫生出版社, 1981：104）

（1）诊断　虚劳病阴阳两虚腹痛证

（2）分析与辨证　阴阳互根，相互维系，若虚劳日久，阴损及阳，或阳损及阴，则可产生阴阳两虚的证候。阴虚则热，阳虚则寒，故出现虚寒虚热错杂的局面。阳气不足，不能温煦，则腹部隐痛；阴虚生内热，则手足烦热，咽干口燥；气血亏虚，不能濡养四肢，则四肢酸疼。阴阳气血无非水谷所化，而水谷化生气血，关键在于脾胃中州。诚如《心典》所说："是故欲求阴阳之和者，必于中气，求中气之立者，必以建中也。"在治疗上，用小建中汤。

（3）立法处方

治法：建立中气，调和阴阳。

处方：小建中汤。

桂枝 10g，白芍 20g，炙甘草 6g，大枣 6 枚，生姜 9g，饴糖 30g（烊化）。

此方服至三剂，而腹痛不发，诸症亦消。

（4）相关知识　方中以饴糖温中补虚，和里缓急为主药；配以桂枝、甘草温补阳气；芍药、甘草滋养阴血；又以生姜、大枣温中补虚，健脾和营。该方桂枝合甘草辛甘化阳，芍药合甘草酸甘化阴，如是则中焦之气得复，阴阳协调。

2. 方源与拓展应用

虚劳里急，悸，衄，腹中痛，梦失精，四肢痠疼，手足烦热，咽干口燥，小建中汤主之。（13）

小建中汤方：

桂枝三两（去皮）　甘草三两（炙）　大棗十二枚　芍藥六兩　生薑三兩　膠飴一升

上六味，以水七升，煮取三升，去滓，内膠飴，更上微火消解，温服一升，日三服。嘔家不可用建中湯，以甜故也。

小建中汤临床广泛用于多种消化系统虚弱性病证，如胃脘痛、腹泻、便秘等，特别对消化性溃疡、胃炎腹痛属虚寒者，有较好疗效。本方用于产后虚证，症见腹中疼痛不止、气短、少腹拘急、痛引腰背、不能饮食者，宜加当归。

本方亦属甘温除热之剂，对于病后、产后及久病虚热，兼见四肢倦怠、面色苍白、心悸短气，证属气血阴阳失调者有效。

（三）虚劳腰痛

1. 实训病案

余某，女，37 岁。患者喘促已经 7 年，服用氨茶碱 7 年，腰腿酸软，卧床不起，形貌苍老与年龄不称。下肢浮肿，小便失禁。（刘渡舟，赵清理，党炳瑞．当代医家论经方．北京：中国中医药出版社，1993）

（1）诊断　虚劳病肾虚腰痛证。

（2）分析与辨证　久患喘证，临床表现多虚象，故属虚劳。腰腿酸软，卧床不起，当属腰痛，且见下肢浮肿，小便不利，证属肾阳不足，气化不利。腰为肾之外府，肾阳不足，失其阳气温煦之职，故见腰痛；肾主水，主司人体水液的气化，肾气不足，膀胱气化不利，故少腹拘急，小便不利。用八味肾气丸。

（3）**立法处方**

治法：温肾助阳。

处方：八味肾气丸。

熟地9g，山萸肉12g，山药9g，泽泻6g，茯苓9g，牡丹皮6g，炮附子9g，桂枝3g。服用六剂后，腰痛已除，诸症悉减。

（4）**相关知识**　肾为水火之脏，乃元阴元阳寄居之所，正所谓"善补阳者，必阴中求阳，则阳得阴助而生化无穷"，故方中用熟地黄，辅以山药、山萸肉补阴之虚，而化肾气；泽泻、茯苓淡渗湿浊，利水道；牡丹皮清泄虚火，与滋补、温补药相伍，补中有泻，补而不腻；于诸补阴之品中加入少量桂枝、附子，温而不燥，直补肾阳，以助气化。如是肾气振奋，诸症自除。

2. 方源与拓展应用

虚劳腰痛，少腹拘急，小便不利者，八味肾氣丸主之。（15）

腎氣丸：

乾地黄八兩　　山茱萸四兩　　山藥四兩　　澤瀉三兩　　茯苓三兩　　丹皮三兩　　桂枝一兩
附子一兩（炮）

上八味，末之，煉蜜和丸，如梧子大，酒下十五丸，加至二十五丸，日再服。

肾气丸临床应用广泛，主要用于：①肾阳虚损，关门不固，症见阳痿滑精，遗尿尿频，大便溏泄，精神萎靡，舌淡胖润，脉微弱迟。②肾气亏损之耳鸣耳聋，发脱枯悴，多兼头晕目眩，舌根黑滑，尺脉虚弱。③肾虚腰膝酸软冷痛，遇劳更甚，卧则渐轻，或脚底心痛，足跟痛，手足不温，脉沉细，舌质淡，可酌加补骨脂、杜仲、桑寄生、牛膝等。

此外，本方对肾气亏虚所致之长期低热、气喘、高血压、失眠、消渴、慢性肾炎水肿等病有较好疗效。肾气丸还可治疗辨证属虚火上升、上热下寒的复发性口疮。口臭者加地骨皮、生石膏，口渴加石斛、麦冬，另用锡类散外搽患处。

（四）虚劳风气百疾

1. 实训病案

冯某，女，36岁。患者素体虚弱，心悸失眠，头昏目眩，面色㿠白少华，消瘦憔悴，耳鸣，潮热盗汗，心神恍惚，多悲善感，记忆力减退，食少纳呆，食稍不适即肠鸣腹泻，有时大便燥结，精神倦怠，舌淡体胖，无苔，脉缓而无力。（赵明锐．经方发挥．太原：山西人民出版社，1982:163）

（1）**诊断**　虚劳病阴阳诸不足证。

（2）**分析与辨证**　虚劳诸不足，是指气血阴阳俱不足，较黄芪建中汤的诸不足范围更广。由于人的气血阴阳皆不足，抗病力薄弱，容易受到外邪的侵袭，而致内外俱病。方用薯蓣丸，重于健脾。因为脾胃为后天之本，气血营卫生化之源，气血阴阳诸不足，必待脾胃健运，饮食增加，方可资生恢复。

（3）**立法处方**

治法：健脾调中，滋阴养血。

处方：薯蓣丸。

山药 20g，当归 6g，桂枝 6g，干地黄 6g，甘草 6g，人参 3g，芍药 3g，白术 3g，麦门冬 3g，杏仁 3g，柴胡 3g，桔梗 3g，茯苓 3g，阿胶 6g，干姜 3g，白敛 1g，防风 3g，大枣 30 枚。

炼蜜为丸，每次 1 丸，每丸重 9g，每日三次。服用十剂后诸症减轻，继服十剂，精力充沛，面色红润。

（4）相关知识　方中用山药健脾；人参、白术、茯苓、干姜、大枣、甘草益气调中；当归、芍药、地黄、麦冬、阿胶滋阴养血；柴胡、桂枝、防风祛风散邪；杏仁、白敛理气开郁。诸药相合，共奏扶正祛邪之功。应注意此病属于慢性久病，故不可操之过急，否则欲速则不达。

2. 方源与拓展应用

虚勞諸不足，風氣百疾，薯蕷丸主之。(16)

薯蕷丸方：

薯蕷三十分　當歸　桂枝　乾地黃　麴　豆黃卷各十分　甘草二十八分　芎藭　麥門冬　芍藥　白术　杏仁各六分　人參七分　柴胡　桔梗　茯苓各五分　阿膠七分　乾薑三分　白斂二分　防風六分　大棗百枚（為膏）

上二十一味，末之，煉蜜和丸，如彈子大，空腹酒服一丸，一百丸為劑。

薯蕷丸既可治疗虚劳夹风的头眩、瘾疹、体痛或麻木等证，又能益卫实表，预防虚劳风气百疾的发生。因其能治能防，故临床应用范围较广。近代医家以此治疗肺痨，能明显增强体质，促进空洞愈合。又以本方治疗多种慢性胃痛、胃溃疡、脱肛等，亦有良效。

（五）虚劳不寐

1. 实训病案

李某，男，24 岁。患者素久患失眠，近因毕业考试，思虑过度，劳伤阴血，头昏目眩，形体消瘦，神气衰减，心烦不寐，多梦纷纭，神魂不安，食欲不振，舌红，苔薄黄，脉弦细而数。（杨医亚．中医自学丛书．金匮．石家庄：河北科学技术出版社，1985）

（1）诊断　虚劳病失眠证。

（2）分析与辨证　其人素体阴虚，营血不足。营虚无以养心，血虚无以养肝，心虚神不内守，肝虚魂失依附，更加虚阳上升，热扰清窍所致。病机为肝阴不足，心血亏虚。虚劳之人，若肝阴不足，则虚热内生；心血亏虚，心神失养，又被虚热内扰，所以心烦、失眠。

（3）立法处方

治法：养阴清热，安神宁心。

处方：酸枣仁汤。

酸枣仁 15g，甘草 3g，知母 9g，茯苓 18g，川芎 6g，白芍 9g，栀子 6g，朱砂 1.5g。水煎服，日一剂。连服六剂，便能酣卧，精神内守，诸症豁然。

（4）相关知识　方中重用酸枣仁养肝阴，安心神；茯苓宁心安神；知母清虚热除烦；川芎理血疏肝；甘草清热缓急，调和诸药。本方之妙，在于重用酸枣仁以补肝。

2. 方源与拓展应用

虚劳虚煩不得眠，酸棗仁湯主之。(17)

酸棗仁湯方：

酸棗仁二升　甘草一兩　知母二兩　茯苓二兩　芎藭二兩《深師》有生薑二兩

上五味，以水八升，煮酸棗仁，得六升，内諸藥，煮取三升，分溫三服。

酸枣仁汤对于阴虚内热引起的失眠、盗汗、惊悸、精神抑郁等病证有较好的疗效。临证可根据病情，随症加减用药。

（六）虚劳干血

1. 实训病案

吴某，男，52岁。患者患肝硬化十年，曾多次住院治疗，现两目黯黑，面黄肌瘦，皮肤粗糙如鳞甲状，腹大如鼓，腹胀，痛不可忍，脉络暴露，不能饮食，二便不通，舌暗红，无苔，脉沉弦。[李洪俊. 肝硬化治验四则. 内蒙古中医药,1989(3):29]

（1）诊断　虚劳病干血内停证。

（2）分析与辨证　因五劳七伤而致虚劳者，日久不愈，脏腑受损，气血运行障碍，从而产生瘀血，停留于体内，日久干涸，此即所谓的"干血"。本证中患者患肝硬化十年，体内瘀血内停，新血不生，肌肤失其营养，故粗糙如鱼鳞状；精血上不能注于目，故两目黯黑；形体失去气血的濡养，故面黄肌瘦；脾胃运化失常，气机郁滞，故腹胀满、不能食、二便不通。

（3）立法处方

治法：缓中补虚。

处方：大黄䗪虫丸合下瘀血汤。

下瘀血汤方：大黄9g，桃仁20枚，䗪虫20枚（熬，去足）。

服三剂后，腹胀痛减轻，继服大剂量大黄䗪虫丸成药1个月，疗效显著，亦未再生腹痛。

（4）相关知识　方中大黄、䗪虫、桃仁、虻虫、水蛭、蛴螬、干漆活血化瘀；芍药、地黄养血补虚，润泽干血；杏仁理气；黄芩清热；甘草、白蜜益气和中。此为峻剂丸药。方中破血祛瘀药虽多但用量少，破瘀而不伤正；补虚之药虽少而用量大，能扶正而不留瘀。诸药合用缓消瘀血，达到扶正不留瘀，祛瘀不伤正，瘀去而新血生的目的。

2. 方源与拓展应用

五勞虚極羸瘦，腹滿不能飲食，食傷、憂傷、飲傷、房室傷、饑傷、勞傷、經絡營衛氣傷，内有乾血，肌膚甲錯，兩目黯黑。緩中補虚，大黄䗪蟲丸主之。(18)

大黄䗪蟲丸方：

大黄十分（蒸）　黄芩二兩　甘草三兩　桃仁一升　杏仁一升　芍藥四兩　乾地黄十兩　乾漆一兩　虻蟲一升　水蛭百枚　蠐螬一升　䗪蟲半升

上十二味，末之，煉蜜和丸小豆大，酒飲服五丸，日三服。

本方目前常用于良性肿瘤、肝脾肿大、肝硬化、子宫肌瘤、结核性腹膜炎、食管静脉曲张、妇女瘀血经闭、腹部手术后粘连疼痛、冠心病、高脂血症、脑血栓、脂肪肝、脉管炎等有瘀血征象者，长期服用，无明显副作。

【实训小结】

1. 血痹与虚劳皆是气血虚损而致的疾患。本篇重点在于论述虚劳。血痹病由气血不足，感受风邪，血行不畅，阳气痹阻所引起，以肢体局部麻木不仁或轻微疼痛为特征。在治疗上，轻证可用针刺疗法，稍重的可用黄芪桂枝五物汤，目的在于温阳通痹，临床上可针药结合治疗。

2. 虚劳病是因虚致损，积损成劳，有阳虚、气虚、阴虚、阴阳两虚的不同，本篇略于治单纯的阴虚或阳虚，而详于病情复杂的阴阳两虚。

3. 本篇重点论述了虚劳治疗上的特点，首先指出五脏气血虚损成劳，在治疗上重视补益脾肾二脏；二是对阴阳两虚这一错综复杂病证的治疗重点是补脾胃，建中气，以达到平衡阴阳的目的；三是虚劳病虚实夹杂，虚多邪少者，宜扶正祛邪，邪重而致虚者，宜以祛邪为主；四是治法上侧重甘温扶阳。

【思考题】

1. 血痹病如何辨证论治？
2. 试述《金匮》治虚劳为什么重视脾肾，为何注重甘温扶阳法？
3. 何谓"缓中补虚"，试结合原文说明？
4. 小建中汤与桂枝加龙骨牡蛎汤均治虚劳阴阳两虚证，二者有何异同点？
5. 试述薯蓣丸的适应证和组方意义？
6. 试述肾气丸的组方特点及适应证？
7. 酸枣仁汤证在病机、主证、治法、方药上有何特点？

第六节　肺痿肺痈咳嗽上气病

一、肺痿

肺痿为肺气痿弱不振，以多唾涎沫为主要症状。

（一）虚热肺痿

1. 实训病案

吕某，女，63 岁。患者高年，形体瘦弱，素来不禁风寒，不耐劳作，稍受外感则易发热咳嗽，未得及时治疗，迁延时日，至今虽外感自解，但口干，咽喉燥痒，欲得凉饮，气喘息促，咳嗽频繁，吐出大量白色涎沫，面色萎黄，肌肤消瘦，纳食少进，口淡乏味，精神疲惫，肢体乏力，卧床不起，动则气逆心悸，舌质淡红少苔，脉虚数。〔许

国华．麦门冬汤的运用．浙江中医杂志,1960(2)：77]

（1）诊断　虚火咳喘，虚热肺痿。

（2）分析与辨证　由于肺胃津液耗损，燥火内盛，虚火上炎，肺中燥热而不得滋润，故见气喘息促，咳嗽频繁，脉来虚数等症状；阴液虚少，不润咽喉，故咽喉燥痒不利，或咽喉有异物感，口干欲得凉饮，其舌淡红少苔。本病虽见于肺，而其源于胃，胃阴不足，则肺津不继。治以麦门冬汤，清养肺胃，止逆下气。

（3）立法处方

治法：培土生金，以降冲逆。

处方：麦门冬汤。

麦门冬12g，半夏6g，人参12g，炙甘草10g，粳米一把，大枣7枚。

服药三剂后，纳食增加，口干、咳嗽等症状大有转机，精神好转，已能起床活动。

（4）相关知识　方中重用麦门冬，滋养肺胃之阴液，清降肺胃之虚火；半夏下气化痰，疏通津液流行之道，用量较少，且与大量清润药物配伍，不嫌其燥；用人参、粳米、甘草、大枣益气养胃，使胃得养而气能生津，津液充沛以润燥。诸药相配，脾胃健运，津液充足，上承于肺，虚火自敛，咳逆上气等症状可随之消解。

2. 方源与拓展应用

大逆上氣，咽喉不利，止逆下氣者，麥門冬湯主之。(10)

麥門冬湯方：

麥門冬七升　半夏一升　人參三兩　甘草二兩　粳米三合　大棗十二枚

上六味，以水一斗二升，煮取六升，温服一升，日三夜一服。

本方可以用于治疗呼吸系统和消化系统的多种疾病，辨证以肺胃阴虚气火上逆，或胃阴不足，胃气上逆为主。呼吸系统疾病常见的有上呼吸道感染、哮喘、肺结核、肺纤维化、肺不张、肺癌等；消化系统疾病则常见于胃及十二指肠溃疡、慢性萎缩性胃炎等。

（二）虚寒肺痿

1. 实训病案

王某，男，60岁。患慢性支气管炎，年老体弱，卧床半年，最近出现咳嗽气急，咳唾涎沫不止，面色萎黄，头晕耳鸣，胸闷不舒，口不渴但思热饮，不欲饮食，小便频数，舌苔薄白，脉沉细。[何崇湘．甘草干姜汤治疗眩晕病．新中医,1983(10):20]

（1）诊断　虚寒肺痿。

（2）分析与辨证　由于上焦阳虚，肺中寒冷，气虚不能固摄津液，故多涎唾；津液流失过多，肺叶失其濡润，而致萎弱不用，故形成肺痿；上焦阳气不足，清阳不升，故头晕；上焦虚冷，若不能制约下焦，还可以出现遗尿、小便频数等症状。此种病情，乃属虚寒肺痿，为肺中虚冷，水气不化，清阳不升，浊阴不降，与虚热所致者截然不同。故在治疗上，应温复肺气，待阳气恢复，津液得以散布，肺痿可愈。

（3）立法处方

治法：温肺复气，温阳散寒。

处方：甘草干姜汤。

炙甘草 15g，干姜 12g。

服用三剂后，眩晕消失，已不吐涎沫，饮食好转，精神大振。

（4）相关知识　方中用炙甘草甘温，补中益气；干姜辛温，温复脾肺之阳。二药辛甘合化，重在温中焦之阳以暖肺，因肺为气之主，脾胃为气血生化之源，中阳振，肺可温，寒可消，实为培土生金之意。

2. 方源与拓展应用

肺痿吐涎沫而不咳者，其人不渴，必遗尿，小便數，所以然者，以上虚不能制下故也。此為肺中冷，必眩，多涎唾，甘草乾薑湯以温之。若服湯已渴者，屬消渴。(5)

甘草乾薑湯方：

甘草四兩（炙）　　乾薑二兩（炮）

上㕮咀，以水三升，煮取一升五合，去滓，分温再服。

临床除用于虚寒肺痿外，每用此方治疗胃脘痛、吐酸、脘腹胀、肠鸣腹泻、胸背彻痛、眩晕、咳喘、经期腹痛。但须辨明确系寒证，见脉迟、舌淡、苔白、不渴、无热、恶寒，方为得当。

二、肺痈

肺痈是由于感受风邪热毒所引起，以咳嗽、胸痛、吐脓痰腥臭等为主证。

（一）邪实壅滞

1. 实训病案

李某，男，35 岁，于 2000 年 10 月 10 日门诊。患者 1 周前因受凉后出现咳嗽，痰少黏黄稠，伴咽痒，咽痛，口干欲饮，大便干结，2 天 1 次，舌尖红，苔黄，脉沉。自服中药风热感冒冲剂，症状无好转，遂于 10 月 6 日到我院摄胸片示：右下肺支周感染。[张颖，褚贵保，吴云华. 倪宗珈运用葶苈大枣泻肺汤经验. 安徽中医临床杂志，2002，14（1）：37]

（1）诊断　肺痈实证初期。

（2）分析与辨证　本证初由于外邪侵袭、肺失宣肃而咳嗽，失治或治疗不当，致邪郁化热，热灼津液而为痰，从而痰热互结，壅滞于肺中，阻碍气机通利。病在初期，正盛邪实，在其痈脓未成之际，治以葶苈大枣泻肺汤，以开肺逐邪，使其一击而去。

（3）立法处方

治法：泻肺平喘，清热化痰。

处方：葶苈大枣泻肺汤加减。

葶苈子 6g，大枣 3 枚，芦根 10g，桔梗 3g，杏仁 4g，贝母 6g，甘草 3g，黄芩 5g。

服用两剂后，体温下降，咳嗽、喘促大减，继服六剂，患者呼吸平稳，脉静身凉，半月后康复。

（4）相关知识　方中葶苈子苦寒滑利，开泄肺气，泄水逐痰；佐以大枣之甘，以和药力，缓和药性，使泻不伤正，并有安胃补脾生津的作用。合诸药共奏泻肺平喘，清热化痰之效。

2. 方源与拓展应用

肺痈，喘不得卧，葶苈大枣泻肺汤主之。（11）

葶苈大枣泻肺汤方：

葶苈（熬令黄色，捣丸如弹丸大）   大枣十二枚

上先以水三升，煮枣取二升，去枣，内葶苈，煮取一升，顿服。

肺痈胸满胀，一身面目浮肿，鼻塞清涕出，不闻香臭酸辛，咳逆上气，喘鸣迫塞，葶苈大枣泻肺汤主之。方见上，三日一剂，可至三四剂，此先服小青龙汤一剂，乃进。小青龙汤方见咳嗽门中。（15）

本方适用于肺痈酿脓阶段早期，热壅较甚，形气俱实者。

（二）血腐脓溃案

1. 实训病案

施某，男，17岁。患者憎寒发热一周，咳嗽胸闷不畅，吐少量白色黏痰。查血：白细胞24500，中性85%。X光胸透并摄片报告为：左下肺脓疡。经住院治疗8天，使用大量抗菌素，发热不退，遂邀中医诊治。［吴传铎. 桔梗汤治疗肺痈的临床体会. 江苏中医杂志,1981(3)：35］

（1）诊断   肺痈成脓期。

（2）分析与辨证   时时振寒，脉数，是肺痈成脓的特征之一，也是病势发展的主要标志。这与一般表证的恶寒发热有明显区别，所以不用解表剂而用桔梗汤排脓解毒。风热邪气，壅滞于肺，肃降失常，故咳而胸闷不畅；热毒郁结于里，卫气不行，正邪相争，故振寒脉数；热毒壅于肺之血分，故咽干不渴；热毒蕴蓄日久，腐血为脓而成肺痈，故时出浊唾腥臭，或久久吐脓如米粥样。此时脓毒破溃，邪实正虚，病体难以支撑，用药时应随病势加减。

（3）立法处方

治法：排脓解毒。

处方：桔梗汤。

桔梗60g，生甘草30g。

服药一剂，咳嗽增剧，翌晨吐出大量脓痰，夹有腥臭，原方续进两剂。排出多量脓痰，发热下降，减桔梗为20g，生甘草10g，加南沙参、银花、鱼腥草、生苡仁、瓜蒌皮等，服至十余剂，脓尽热退，精神佳，饮食增，胸透复查，脓疡已消散吸收，血象亦正常。

（4）相关知识   本病治以桔梗汤，排脓解毒。方中桔梗开结排脓；甘草清热解毒，补中生肌。甘草倍于桔梗，其力似乎太缓，实为痈脓已成，正伤毒溃之治法，故本方为肺痈之主方。

2. 方源与拓展应用

咳而胸满，振寒脉数，咽干不渴，时出浊唾腥臭，久久吐脓如米粥者，为肺痈，桔

梗汤主之。(12)

桔梗湯方：亦治血痹。

桔梗一兩　甘草二兩

上二味，以水三升，煮取一升，分温再服，则吐膿血也。

本方排脓解毒利咽，临床可用于治疗急性咽炎、肺脓疡以及失声等呼吸系统疾病。

三、咳嗽上气

咳嗽上气，即是咳嗽气逆，证候表现多为咳嗽气喘，不能平卧，或喉中有痰鸣声等。

(一) 寒饮郁肺

1. 实训病案

冯仕觉，自去年初冬始病咳逆，倚息，吐涎沫，自以为痰饮。今诊得两脉浮弦而大，舌苔腻，喘息时胸部间作水鸡之声。（曹颖甫·经方实验录·上海：上海科学技术出版社，1979：37）

（1）诊断　寒饮郁肺。

（2）分析与辨证　咳逆，喘息时胸部间作水鸡之声，即临证所见的哮喘病。外感风寒，肺气失宣，故上逆喘咳，痰阻气道，气触其痰，痰气相击，故喉中痰鸣如水鸡之声，这是寒饮咳喘的常见症状。

（3）立法处方

治法：散寒宣肺，降逆化痰。

处方：射干麻黄汤。

射干12g，麻黄9g，紫菀9g，款冬花9g，五味子6g，半夏9g，细辛6g，生姜3片，大枣7枚。

服后愈。

（4）相关知识　方中射干消痰开结、开利咽喉气道；麻黄宣肺平喘；细辛温经散寒，开肺化饮；款冬花、紫菀温肺止咳，降气化痰；半夏、生姜涤痰降逆；五味子酸收肺气，与麻黄、细辛、生姜、半夏诸辛散之品同用，使散中有收，不致耗散正气；更助以大枣安中，调和诸药，使邪去不伤正，此方为寒饮咳喘常用的有效方剂。

2. 方源与拓展应用

咳而上氣，喉中水雞聲，射干麻黄汤主之。(6)

射干麻黄汤方：

射干十三枚—法三兩　麻黄四兩　生薑四兩　细辛　紫菀　款冬花各三兩　五味子半升　大棗七枚　半夏（大者，洗）八枚—法半升

上九味，以水一斗二升，先煮麻黄兩沸，去上沫，内诸藥，煮取三升，分温三服。

"肺病令人上气，兼胸膈痰满，气机壅滞，喘息不调，致咽喉有声，如水鸡之鸣也"。这段记载，可作为本条证候的补充。临证时如见舌苔白滑，脉象浮紧等症状，则更为贴切。

本方治疗哮喘，对于减轻症状，能起到较好的作用，但不易根除，前人对哮喘病曾提出"在上治肺，在下治肾，发时治上，平时治下"的原则，以便分清虚实，辨别标本，确是临证经验的总结。

（二）痰浊壅肺

1. 实训病案

白某，女，50岁。患支气管哮喘二十余年，入冬即发。现咳嗽气急，吐痰频作，痰白而黏稠如胶，但坐不得眠，咳唾不爽，胸满或痛连胸胁，大便难，苔白腻，脉细滑。[姚玉兰. 金匮皂荚丸治愈顽固性哮喘. 浙江中医杂志,1985(1)：18]

（1）诊断   痰浊壅肺。

（2）分析与辨证   由于上焦有热，煎熬津液，形成稠浊的浊痰；浊痰壅塞，阻碍气道，肺失清肃，故咳嗽气喘，时时吐出浊痰；但由于痰浊壅盛，虽吐而咳喘逆满依然不减，卧则气逆更甚，故但坐不得眠。本证之痰浊有胶固不拔之势，若不迅速扫除，则可能有痰壅气闭的危险，故以除痰最猛的皂荚丸治疗，以峻涤顽痰，畅通气道。

（3）立法处方

治法：宣肺化痰。

处方：皂荚丸。

皂荚90g。

研细末，炼蜜为小丸，用枣汤送下，日服三次，每次3g，温开水送服。治疗三个月，诸症状皆除。

（4）相关知识   皂荚辛咸，能宣壅导滞，利窍涤痰；饮用枣膏，以缓其峻烈之性，并能兼顾脾胃，以安胃补脾；用蜜为丸，以制其悍，又有生津润肺之效，使痰除而正不伤。

2. 方源与拓展应用

咳逆上氣，時時吐唾濁，但坐不得眠，皂莢丸主之。(7)

皂莢丸方：

皂莢八兩（刮去皮，用酥炙）

上一味，末之，蜜丸梧子大，以棗膏和湯服三丸，日三夜一服。

徐灵胎谓："稠痰黏肺，不能清涤，非此不可。"皂荚丸的适应证是咳喘痰多，稠黏如胶，但坐不得眠，咯唾不爽，胸满或痛连胸胁，大便难，脉滑苔黏等。此外，如中风、痰饮、喉风等证属于痰涎壅盛，形气俱实的，也可酌情运用，但须掌握剂量和服法。

（三）饮热迫肺

1. 实训病案

熊某，女，28岁。素有哮喘病史，遇寒即发，不药自愈。1950年夏，旧恙复作，起初曾注射麻黄素无效，乃改延中医治疗。诊得脉象浮数，头痛，发热恶寒，微汗出，口干不渴，舌苔黄燥，喉鸣如锯，声达户外，胸逼气逆，难以名状，倚坐床头，不得平卧五昼夜。（摘自《江西医药》）

（1）诊断　饮热郁肺。

（2）分析与辨证　患者外感风热，水饮内发，内外合邪，热饮上蒸，填塞肺中，肺气胀满，故喉鸣如锯，胸逼气逆，不得平卧。风热夹饮邪上逆，邪盛于表里，故脉浮数。

（3）立法处方

治法：宣肺泄热，降逆止喘。

处方：越婢加半夏汤。

麻黄 4.5g，石膏 9g，生姜 3g，大枣 4 枚，甘草 3g，半夏 6g。

服一剂，寒热退，喘平，能着枕，再剂恢复正常。

（4）相关知识　越婢加半夏汤方中麻黄、生姜攻外宣肺，发越水气；石膏清肺中之热，借助麻黄发越水气之力；半夏降逆化痰；大枣、甘草健脾补中，调和诸药。

2. 方源与拓展应用

咳而上氣，此為肺脹，其人喘，目如脱狀，脈浮大者，越婢加半夏湯主之。(13)

越婢加半夏湯方：

麻黄六兩　石膏半斤　生薑三兩　大棗十五枚　甘草二兩　半夏半升

上六味，以水六升，先煮麻黄，去上沫，内諸藥，煮取三升，分温三服。

本条是饮热之邪上逆，脉必浮大有力，或兼滑象，可伴有神情紧张，气粗声高息涌之象，为实证。临证时应当注意与"上气，面浮肿，肩息，其脉浮大，不治，又加利尤甚"的虚证相鉴别，彼为虚阳上脱，其脉必浮大无根，且伴有神疲倦怠，短气不足以息之症状。本方可用于治疗哮喘、慢性支气管炎、阻塞性肺气肿、慢性肾小球肾炎等疾病。

（四）寒饮夹热，病邪偏于表

1. 实训病案

李某，男，13 岁。患支气管哮喘，发作时胸满烦躁，口渴，咳喘气逆，咳痰黄稠，肺胀胸满，喉间有哮鸣声，倚息不能平卧，但头汗出，苔黄，脉浮数。（谭日强．金匮要略浅述．北京：人民卫生出版社,1981:122）

（1）诊断　咳喘证。

（2）分析与辨证　此病案为寒饮夹热而偏于表的咳喘证。本证着眼点关键在于脉浮一症，浮脉主表，又为病邪偏上的主要脉象，所以可以推知本条病机为病近于表而邪又盛于上。本证咳喘由饮邪夹热所致，饮邪内阻，阳气不行，阳郁化热，饮邪夹热，上迫于肺，故见咳喘气逆，肺胀胸满，喉间有哮鸣声，饮热上蒸，则可见烦躁，但头汗出。

（3）立法处方

治法：散饮除热，止咳平喘。

处方：厚朴麻黄汤。

厚朴 10g，麻黄 3g，生石膏 10g，杏仁 10g，法半夏 10g，干姜 3g，细辛 1.5g，小麦 10g，五味子 1.5g。

服用三剂后，咳喘均止。

（4）相关知识　此病近于表，而又邪盛于上，方以厚朴麻黄汤。方中麻黄、厚朴、杏仁宣肺泄满而降喘逆；细辛、半夏配干姜散饮而止咳逆；五味子摄纳上冲之气；石膏清热除烦止汗；小麦养心胃，以扶正气。本方即小青龙加石膏汤去桂枝、芍药、甘草三味，加厚朴、杏仁、小麦而成。去桂枝者，因无外邪，不须协同麻黄以发汗祛邪；去芍药、甘草者，以其酸甘不利于胸满；重用厚朴者，可知本病案胸满肺胀较为突出。

2. 方源与拓展应用

咳而脉浮者，厚朴麻黄汤主之。（8）

厚朴麻黄汤方：

厚朴五两　麻黄四两　石膏如鸡子大　杏仁半升　半夏半升　乾薑二两　细辛二两小麦一升　五味子半升

上九味，以水一斗二升，先煮小麦熟，去滓，内诸药，煮取三升，温服一升，日三服。

厚朴麻黄汤即小青龙加石膏汤的变方，以厚朴、杏仁、小麦易桂枝、芍药、甘草。麻黄配桂枝在于发汗，配石膏在于发越水饮。本方虽用麻黄，但不配桂枝而伍以石膏，可知厚朴麻黄汤证的脉浮不一定是表证，而是饮邪夹热上迫，病势倾向表所致。再从重用厚朴来看，可知本方尚有胸满症状。去芍药、甘草者，因酸甘不利于饮邪胸满，加杏仁以增强止咳平喘之力。小麦之用，一方面具有甘草的养正安中之功，另一方面能协助石膏而除烦热。

（五）寒饮夹热，病邪偏于里

1. 实训病案

曾某，男，45 岁。患者形体尚壮实，三年来长期咳嗽，吐泡沫痰夹少量黏稠痰，时作喘息，甚则不能平卧，咳喘冬夏均有发作，无外感时也可突然发作，面目及四肢凹陷性浮肿，饮食尚佳，口渴喜饮，口腻，大便时干时稀，小便短少，舌苔薄白微黄，脉沉滑。（摘自《成都中医学院学报》）

（1）诊断　咳喘证。

（2）分析与辨证　此病案为寒饮夹热偏于里的证治。沉脉为在里，而又主水，其病机是脾虚不运，水饮内停。饮邪上迫于肺，故见咳喘；饮邪外溢肌表，则见身肿。

（3）立法处方

治法：逐水通阳，止咳平喘。

处方：泽漆汤。

泽漆 15g，半夏 20g，紫菀 12g，生姜 9g，白前 16g，黄芩 12g，人参 12g，桂枝 9g，甘草 9g。

服用一剂后，咳吐涎痰明显减少，继服四剂，诸症痊愈，三年未复发。

（4）相关知识　方中泽漆消痰逐水；生姜、半夏、桂枝散水降逆；紫菀清热祛湿止咳喘；白前平喘止咳；人参、甘草扶正培脾，标本兼治；黄芩以泄水饮久留之郁热。

诸药相配，阳通饮化，诸症即愈。

2. 方源与拓展应用

脈沉者，澤漆湯主之。(9)

澤漆湯方：

半夏半升　紫參五兩—作紫菀　澤漆三斤（以東流水五斗，煮取一斗五升）　生薑五兩　白前五兩　甘草　黄芩　人參　桂枝各三兩

上九味，㕮咀，内澤漆汁中，煮取五升，温服五合，至夜盡。

泽漆汤临床主要用于治疗慢性支气管炎。《脉经·卷二》："寸口脉沉，胸中引胁痛，胸中有水气，宜服泽漆汤。"《千金》咳嗽门："咳而大逆上气，胸满，喉中不利，如水鸡声，其脉浮者，厚朴麻黄汤方。"又，《千金》咳嗽门："夫上气，其脉沉者，泽漆汤主之。"据此可知，《脉经》《千金》所载，当是旧文，可补《金匮》之不足。

四、肺胀

1. 实训病案

张某，女，26岁。1986年9月22日诊。患者8天前郊游归来，当晚即发热、头痛，服感冒灵后症减。次日发热38.5℃，伴咳嗽、气促、头痛，即到当地医院诊治。血常规：白细胞12.6×10^9/L，中性82%，淋巴16%。胸透现右下肺肺炎。肌注青、链霉素，口服四环素等药一周未效。来诊时发热38.8℃，头痛，神疲乏力，咳嗽转频，气促，胸部憋闷，胀痛，痰多质稀，舌淡，苔心微黄，脉浮滑略数。（摘自《新中医》）

（1）诊断　肺胀证。

（2）分析与辨证　本病是由外感风寒，内有饮邪郁热所引起。风寒外束，卫气郁闭，故发热，头痛，神疲乏力；肺失宣肃，饮邪内生故咳频，气促，胸憋，胀痛，痰多清稀；饮邪郁久化热，故舌质淡而苔心微黄，脉浮滑略数。

（3）立法处方

治法：解表化饮，兼清郁热。

处方：小青龙加石膏汤。

炙麻黄6g，桂枝6g，法半夏12g，干姜6g，细辛5g，芍药12g，五味子10g，石膏45g（打碎先煎半小时），苡仁15g，甘草6g。

服一剂，热减，咳喘皆减，胸部仍觉闷痛，连服三剂，热退神爽，咳喘已平，胸痛亦消。

（4）相关知识　方中麻黄、桂枝发汗解表，宣肺平喘；半夏、干姜、细辛温化水饮，散寒降逆；芍药、五味子收敛逆气，以防发汗宣散太过；苡仁利水饮下行；甘草培土制水，调和诸药；石膏清热除烦，配麻黄发越水气。本方介于越婢汤、大青龙汤之间，外散寒饮，内清烦热，寒热并进，两不相碍。同时，本方亦是在原方小青龙汤分量不变的基础上，加上石膏组成。此处，加用石膏的原因要仔细推求。水饮属于饮邪，用温药治疗方可消散，但要消除郁燥，还得借助辛凉的石膏。

2. 方源与拓展应用

肺胀，咳而上氣，煩躁而喘，脈浮者，心下有水，小青龍加石膏湯主之。（14）

小青龍加石膏湯方：《千金》證治同，外更加脅下痛引缺盆。

麻黄　芍藥　桂枝　細辛　甘草　乾薑各三兩　五味子　半夏各半升　石膏二兩

上九味，以水一斗，先煮麻黄，去沫，内諸藥，煮取三升。強人服一升，羸者減之，日三服，小兒服四合。

本方可用于慢性支气管炎、肺炎、支气管哮喘、老年性肺气肿、肺心病、百日咳、过敏性鼻炎、卡他性中耳炎、慢性肾炎急性发作等病。

【实训小结】

1. 本篇论述肺痿、肺痈和咳嗽上气病，三者在病因病机上虽有所不同，但其病变部位均属于肺，病理变化也存在着相互联系和相互转化的关系，故合为一篇讨论。

2. 肺痿为肺气痿弱不振，有虚热与虚寒两种病情。前者是热在上焦，津液枯燥所致；后者是肺中虚冷，不能制下所致。但两者均为慢性衰弱疾患，且多续发于其他疾病或误治之后，主要症状为多唾涎沫等。

3. 肺痈是肺生痈脓的病变，由于感受风邪热毒所引起，多表现为风热证候，病情变化约可分为三个阶段，即表证期、酿脓期和溃脓期，以咳嗽、胸痛、吐脓痰腥臭等为主要症状。一般来说，肺痿属于虚证，肺痈属于实证，但肺痈到了后期，亦可转变为虚证。

4. 咳嗽上气，即是咳嗽气逆，有虚实之分。本篇所论，多为外邪内饮，邪实气闭的肺胀证，证候表现多为咳嗽气喘，不能平卧，或喉中有痰鸣声等。

【思考题】

1. 何谓肺痿？其病因与证候特点是什么？
2. 何谓肺痈？其病因与证候特点是什么？
3. 肺痿与肺痈如何鉴别？
4. 试述咳嗽上气的辨证论治？

第七节　奔豚气病

奔豚气，是以气"从少腹起，上冲咽喉，发作欲死，复还止"为特征的病证。

（一）肝郁化热

1. 实训病案

任某，女，38 岁。患者有慢性活动性肝炎病史十年，平素性情急躁易怒，近日因闲居在家，心情不好，突然腹部胀气不适，偶有疼痛，寒热往来，并自觉气从少腹上冲，直达咽喉，窒闷难忍，仆倒在地，发作数分钟后自行缓解，竟如常人，每周发作数次，且伴失眠，多梦，脱发，舌红苔薄，脉弦细。［钱光明. 奔豚汤运用体会. 浙江中

医杂志,1982(5):225〕

（1）诊断 肝郁奔豚。

（2）分析与辨证 奔豚气的发病机制与肝、肾有关,其上冲之理与冲脉有联系。冲脉起于下焦,上循咽喉,如心肾不足,下焦寒气随冲气上逆,就可以发生奔豚气。如惊恐或情志不遂,肝气循冲脉上逆,同样也可以发生奔豚气。此病因为恼怒,情志不畅,肝郁化热,随冲气上逆而致。肝气郁滞,血行不畅,不通则痛,故见腹部疼痛;肝胆互为表里,肝郁则少阳之气亦不和,所以往来寒热。但此往来寒热是奔豚气发于肝的特征,并非所有奔豚必具之症状。

（3）立法处方

治法：养血平肝,和胃降逆。

处方：奔豚汤。

甘草6g,川芎10g,当归10g,半夏9g,黄芩9g,生葛根12g,生姜5片,甘李根白皮30g。

服用五剂后,明显好转,继服原方十剂,诸症悉除。

（4）相关知识 此病案为肝郁奔豚的证治。方中李根白皮为主药,重用以平肝之冲逆;葛根、黄芩清热平肝;芍药、甘草缓急止痛;当归、川芎、芍药养血调肝。八味药物相合,清肝热,和肝气,平冲逆。

2. 方源与拓展应用

奔豚氣上衝胸,腹痛,往來寒熱,奔豚湯主之。(2)

奔豚湯方：

甘草 芎藭 當歸各二兩 半夏四兩 黃芩二兩 生葛五兩 芍藥二兩 生薑四兩 甘李根白皮一升

上九味,以水二斗,煮取五升,溫服一升,日三夜一服。

奔豚汤只宜用于肝郁化热证。如遇虚寒证,除用以下两方治疗外,可参考《外台》治疗奔豚诸方。这类方剂大多由茯苓、人参、桂心、干姜、附子等组成,有临床实用价值。

（二）阳虚寒逆

1. 实训病案

崔某,女,50岁。初诊：患者自觉有一股气流,先从两腿内侧开始,沿阴股往上滚动,至小腹则腹胀,可见少腹鼓起如木棒状;至心胸则心悸不安、胸中憋气、短气、急迫;至咽喉则有窒息欲死的恐怖之感,并伴有头出冷汗,起卧不安,精神极度紧张等。稍待一会儿,气往下行,症状随之减轻,终至如常人,每天发作三四次,兼见腰酸,白带多。患者面色青黄不泽,舌胖质嫩,苔白而润,脉弦数而无力。（刘渡舟,姜元安.经方临证指南.天津：天津科学技术出版社,1993：7）

（1）诊断 阳虚寒逆奔豚。

（2）分析与辨证 凡犯上之气,必因上虚所致。其病机与心肾两经有关,因心阳上虚而肾之阴气得以上犯。夫阴来搏阳，虚阳被迫而与之争，故脉虽数而按之无力也，弦脉属阴，阴盛则脉弦；今阴来搏阳，凡阴气所过之处，则发胀憋气，心悸不安等，勿怪其然。当内外并治，外用灸法，温经散寒，内服桂枝加桂汤调营卫，平冲逆。

（3）立法处方

立法：温阳祛寒，调和营卫，平冲降逆。

处方：桂枝加桂汤。

桂枝15g，白芍9g，炙甘草6g，生姜9g，大枣7枚。

以水煎温服，每日一剂。共服五剂，其病不发而愈。

（4）相关知识　方中重用桂枝，既可疏肝解郁，又可温补心阳以平冲逆之气；芍药、甘草缓急而止痛；生姜、大枣和胃。诸药相协，温阳祛寒，调和营卫，平冲降逆。

2. 方源与拓展应用

發汗後，燒針令其汗，針處被寒，核起而赤者，必發奔豚，氣從小腹上至心，灸其核上各一壯，與桂枝加桂湯主之。（3）

桂枝加桂湯方：

桂枝五兩　芍藥三兩　甘草二兩（炙）　生薑三兩　大棗十二枚

上五味，以水七升，微火煮取三升，去滓，温服一升。

拓展应用：本方可用于治疗虚寒性腹痛、顽固性呃逆、顽固性头痛、风心病、植物神经性癫痫等。

（三）阳虚饮动

1. 实训病案

张某，男，50岁。患者感受风寒后，发汗过多，自觉脐下跳动不安，小便困难，有气从小腹上冲，至胸则心慌气闷，呼吸不利，精神恐怖，每日发作四五次，上午轻而下午重，舌质淡，苔白而水滑，其脉沉弦略滑。（刘渡舟．伤寒论十四讲．天津：天津科学技术出版社，1985）

（1）诊断　阳虚饮动奔豚。

（2）分析与辨证　气从少腹上冲于胸，名曰"奔豚"。乃系病者下焦素有水饮内停，气化不利，加之发汗太过，心阳上虚，坐镇无权，因而下焦水邪得以上犯，以致脐下筑筑动悸。仲景治此证有二方：若气冲而小便利者，用桂枝加桂汤；若气冲而小便不利者，则用茯苓桂枝甘草大枣汤。今脐下悸而又小便困难，乃水停下焦之苓桂枣甘汤证。人的生理状态是心火下暖肾水，肾水上济心火，若心火不足，不能坐镇于上，肾水不暖，则下焦水寒横行无忌，而反上凌于心。本病的重点在于心火之不足。

（3）立法处方

治法：通阳降逆，培土制水。

处方：茯苓桂枝甘草大枣汤。

茯苓30g，桂枝10g，炙甘草6g，大枣15枚。

用甘澜水煮药。仅服三剂，则小便畅通而病愈。

（4）相关知识　方中重用桂枝通阳下气，以制阴邪之逆；又重用茯苓伐水邪之上逆；甘草、大枣健脾培土，以防水泛。且桂甘相合，又能上补心阳；苓枣相合，则利水而不伤津。

2. 方源与拓展应用

發汗後，臍下悸者，欲作奔豚，茯苓桂枝甘草大棗湯主之。（4）

茯苓桂枝甘草大棗湯方：

茯苓半斤　甘草二兩（炙）　　大棗十五枚　桂枝四兩

上四味，以甘瀾水一鬥，先煮茯苓，減二升，内諸藥，煮取三升，去滓，温服一昇，日三服。甘瀾水法：取水二斗，置大盆内，以杓揚之，水上有珠子五六千顆相逐，取用之。

临床凡见脐下悸者，均可加减运用，例如神经官能症、癔症、更年期综合征等疾病。还可用于神经衰弱、慢性胃炎、胃酸过多等。

【实训小结】

1. 本篇主要论述奔豚气的病机、症状与治法。其他吐脓、惊怖、火邪三种病，篇中虽有涉及，但均散见在有关篇章中，不在这里论述。

2. 奔豚气病的症状，以气"从少腹起，上冲咽喉，发作欲死，复还止"为其特征。它与冲疝、肾积奔豚等元气从少腹上冲诸症状形似而实不同，因为冲疝是以疝痛为主，肾积奔豚属积聚。

3. 奔豚气病的病因病机，虽然多与情志变化有关，但有在肝、在肾和属寒、属热的不同，彼此之间，应予鉴别。

【思考题】

1. 何谓奔豚气？其病因与证候特点是什么？

2. 奔豚气有几种类型？如何辨证论治？

3. 桂枝加桂汤与苓桂甘枣汤有何异同？

第八节　胸痹心痛短气病

一、胸痹

胸痹，是以病位和病机命名，痹是闭塞不通的意思，不通则痛，故其以胸部痞闷疼痛为主证。

（一）胸痹主证

1. 实训病案

病者但言胸背痛，脉之沉而涩，尺至关上紧，虽无喘息咳吐，其为胸痹则确然无疑。问其业，则为缝工，问其病因，则为寒夜佝偻制裘，裘成稍觉胸闷，久乃作痛。

（曹颖甫．曹氏伤寒金匮发微合刊．上海：上海科技出版社，1959：79）

（1）诊断　胸痹证。

（2）分析与辨证　由于胸阳不振，饮邪上乘，再加寒邪内侵，阳虚邪闭，胸背气机闭阻不通，故胸闷，久则作痛。胸痹诸症之中当以胸背痛、短气为辨证要点。《金匮》中言"寸口脉沉而迟，关上小紧数"，是借脉象阐述胸痹病机。"脉之沉而涩"，为阳气不振，血行不畅之征；"尺至关上紧"，即"阴弦"之意，主阴寒内盛，饮邪内停。可见，此所述胸痹病机当属上焦阳气不足，中焦寒饮内盛，饮邪上乘，与寒邪相搏，痹阻胸阳，与阳微阴弦之旨相同。

（3）立法处方

治法：通阳散结，豁痰下气。

处方：栝楼薤白酒汤。

栝楼15g，薤白9g，高粱酒1小杯。

同煎上药，两剂而痛止。

（4）相关知识　此病案为胸痹病的典型证候及主治方剂。方中栝楼甘寒滑润，宽胸涤痰；薤白辛温通阳，疏滞散结，豁痰下气；白酒通阳宣痹，载药上行。诸药同用，使饮邪得去，阳气宣通，则胸痹诸症自除。

2. 方源与拓展应用

胸痹之病，喘息咳唾，胸背痛，短氣，寸口脉沉而遲，關上小緊數，栝樓薤白白酒湯主之。(3)

栝樓薤白白酒湯方：

栝樓實一枚（搗）　薤白半斤　白酒七升

上三味，同煮，取二升，分溫再服。

栝楼薤白白酒汤为胸痹病的基础方，临证时可根据病情随症加减运用。又，关于方中白酒，《金匮要略语译》谓："米酒初熟的，称为白酒。"临床运用时，可不必拘于米酒，或用高粱酒，或用绍兴酒，或用米醋，皆有温通上焦阳气的功能。

（二）胸痹重证

1. 实训病案

王某，女，35岁。胸中满闷，心痛彻背，上气喘急，呼吸困难，大便不利，脉象沉滑，舌苔白腻。（摘自《蒲园医案》）

（1）诊断　胸痹重证。

（2）分析与辨证　此为阴乘阳位，清阳失旷，气滞血瘀，不通则痛，亦为胸痹的证治，但较栝楼薤白白酒汤证更重，又见心胸疼痛牵引后背，上气喘急，呼吸困难以致难以平卧的症状，其痰浊壅盛痹阻胸阳之甚可知。

（3）立法处方

治法：通阳散结，逐饮降逆。

处方：栝楼薤白半夏汤。

栝楼 9g，薤白 6g，半夏 6g，杏仁 6g，枳实 4.5g，桂枝 4.5g，橘皮 3g，白酒。

同煎上药，服用四剂后，症状消失。

（4）相关知识 本方是在栝楼薤白白酒汤的基础上，减薤白量，加大白酒用量，并加一味半夏以逐饮降逆，化痰散结，其豁痰通阳之力更强。

2. 方源与拓展应用

胸痹不得卧，心痛彻背者，栝蒌薤白半夏汤主之。(4)

栝蒌薤白半夏汤方：

栝蒌实一枚（搗） 薤白三两 半夏半升 白酒一斗

上四味，同煮，取四升，温服一升，日三服。

本方临床可用于治疗冠心病、心律失常、慢性肺源性心脏病、原发性肺癌、慢性胃炎、慢性胆囊炎、神经官能症、乳腺增生病、反流性食管炎、老年咳喘、高脂血症等。

（三）虚实异治

1. 实训病案

（1）偏实

王某，男，65 岁。咳喘、咯痰反复 20 年，加重 1 个月。咳喘每值冬春季易发，近 3 年来，发作无规律，盛夏、凉秋亦作。1 个月前受凉而致病情加重。现咳嗽昼轻夜重，气喘，心慌，咯痰白黏量多，时胁胀胸满，脘痞纳差，舌质淡紫，苔白腻，脉细弦。查颈静脉充盈，桶状胸，两肺可闻及干啰音。［奚肇庆.《金匮要略》胸痹方在呼吸系统疾病中的应用. 南京中医药大学学报，1998，14（1）：39－40］

1）诊断 胸痹偏实证。

2）分析与辨证 此为胸阳不振，寒饮稽留，胁下阴寒之气乘虚上逆所致。方用枳实薤白桂枝汤通阳开结，泄满降逆。

3）立法处方

治法：辛开痹结，佐以补肺脾。

处方：枳实薤白桂枝汤。

枳实 12g，薤白 12g，栝楼 12g，厚朴 6g，桂枝 6g，干姜 4g，葶苈子 12g，党参 12g，白术 12g，丹参 10g，甘草 3g。

服药一周后，咳喘有减，体力、纳食渐增，肺部干性啰音消失。

4）相关知识 方中栝楼宽胸除痰；桂枝、薤白通阳宣痹；枳实消痞除满；厚朴宽中下气。诸药同用，则痞结之气可开，痰浊之邪可去，阳气得以恢复，此即尤在泾《心典》所谓"去邪之实，即以安正"之法。

（2）偏虚

俞某，胸痹痛，喜按喜暖，四时不温，舌苔淡白。（浙江省中医研究所，浙江省宁波市中医学会编. 现代著名老中医名著重刊丛书·范文甫专辑. 北京：人民卫生出版社，2006：87）

1）诊断 胸痹偏虚证。

2）分析与辨证　其病情表现较缓，痛处喜温喜按，舌苔淡白，显然是阳气不足。治宜补中助阳以培其本，方用人参汤加味。

3）立法处方

治法：通阳活血。

处方：人参汤加味。

人参9g，白术9g，炮姜4.5g，炙甘草9g，淡附子9g，归身9g，生白芍9g。

水煎服。服药四剂，诸症减轻，守方二十余剂，胸痛、心悸很少复发。

4）相关知识　此方为理中汤加入桂枝所得。该方能振奋阳气，中阳温复后，阴寒邪气自然消散。方中人参、白术、炙甘草补中益气；干姜温中助阳，使阳气振奋，阴寒自散，痞满、胸痛诸症状自消，此即尤在泾所谓"养阳之虚，即以逐阴"之法。

2. 方源与拓展应用

胸痹心中痞，留氣結在胸，胸滿，脅下逆搶心，枳實薤白桂枝湯主之；人參湯亦主之。（5）

枳實薤白桂枝湯方：

枳實四枚　厚朴四兩　薤白半斤　桂枝一兩　栝樓一枚（搗）

上五味，以水五升，先煮枳實、厚朴，取二升，去滓，内諸藥，煮數沸，分温三服。

人參湯方：

人參　甘草　乾薑　白术各三兩

上四味，以水八升，煮取三升，温服一升，日三服

本条同一胸痹，因其有偏实与偏虚的不同，故立通补两法，是属"同病异治"之例。前者，多由停痰蓄饮为患，故用枳实薤白桂枝汤以荡涤之，是为"实者泻之"之法；后者，多由无形之气痞为患，故用人参汤以温补之，是为"塞因塞用"之法。

（四）胸痹轻证

1. 实训病案

（1）偏于饮阻

赵某，男，56岁。患者确诊为冠心病已三年，但症状轻，偶有心悸，胸闷痞塞，仍坚持工作，两个月来又患急性气管炎，咳嗽时作，咯吐白沫痰，胸中痞塞较前加重，心悸气促，端坐呼吸，脸色苍白，饮食减少，大便尚调，下肢轻微浮肿，小便量减，苔白薄质淡，脉滑小数。（李文瑞. 金匮要略汤证论治. 北京：中国科学技术出版社，1993）

1）诊断　胸痹轻证偏于饮阻证。

2）分析与辨证　证属心阳不振，痰饮内结之胸痹。但言气塞，可见胸痛甚微，或者不痛，而以气塞或短气较显著。饮邪偏盛，上乘及肺，肺中气塞短气，多见咳逆、吐涎沫、小便不利等症状。

3）立法处方

治法：宣肺化饮。

处方：茯苓杏仁甘草汤合二陈汤。

茯苓 30g，杏仁 10g，甘草 5g，半夏 10g，陈皮 10g，生姜 3 片，大枣 5 枚。

五剂，水煎服，每日一剂。药后下肢浮肿消净，胸闷痞塞大减，小便量增。

4）相关知识　饮邪偏盛，上乘及肺，除了胸中痞塞、短气以外，多兼见咳逆、吐涎沫、小便不利，治宜宣肺利水，方用茯苓杏仁甘草汤。方中茯苓淡渗利水；杏仁宣肺利气；甘草和中扶正；半夏、陈皮化痰降逆。诸药相合，俾饮去气顺，则短气、气塞等症状可除。

（2）偏于气滞

李某，女，24 岁。患者咳嗽五年，咳虽久但不剧，痰亦不多，入夜胸中似有气上冲至咽喉，呼呼作声，短气，胃脘胸胁及背部隐隐作痛，畏寒，纳减，苔薄白，脉迟而细。（姚国鑫，蒋钝儒．橘枳生姜汤治疗胸痹的体会．中医杂志，1964（6）：22）

1）诊断　胸痹轻证偏于气滞证。

2）分析与辨证　为胸痹轻证偏于气滞之证。气滞偏盛，水饮停蓄，以致胃气不降，故可见有气上冲至咽喉，短气，胃脘、胸胁及背部隐隐作痛等。

3）立法处方

治法：行气化饮，和胃降逆。

处方：橘枳姜汤加减。

橘皮 16g，枳实 16g，生姜 16g，茯苓 16g，姜半夏 16g。

服药三剂后，诸症消退，胁背部痛亦止。

4）相关知识　橘枳姜汤方中橘皮理气和胃；枳实下气消痰；生姜温胃散饮。三药同用，使气畅饮散，则气塞、短气等症状自消。

2. 方源与拓展应用

胸痹，胸中氣塞，短氣，茯苓杏仁甘草湯主之；橘枳薑湯亦主之。（6）

茯苓杏仁甘草湯方：

茯苓三兩　杏仁五十個　甘草一兩

上三味，以水一斗，煮取五升，温服一升，日三服。不差，更服。

橘枳薑湯方：

橘皮一斤　枳實三兩　生薑半斤

上三味，以水五升，煮取二升，分温再服。

凡病涉心肺，内有痰饮，而见胸闷、短气，或心慌、浮肿等症状者，均用茯苓杏仁甘草汤加味治疗，常可取得满意疗效。本方临床可用于治疗心肌梗死、肺结核、呼吸窘迫综合征、皮肤瘙痒症、三叉神经痛、嗅觉障碍等。橘枳姜汤可用于治疗梅核气、妊娠恶阻、成人呼吸窘迫综合征等。

二、心痛

心痛，以病位和症状命名，本节主要是指正当心窝部位的疼痛证。

（一）心痛轻证

1. 实训病案

患者58岁，素有寒饮，近日由于劳累过度，自觉胸闷气短，干呕气塞，脘阻不能进食，心窝部向上牵引作痛。（王占玺．张仲景药法研究．北京：科学技术文献出版社，1985）

（1）诊断　心痛轻证。

（2）分析与辨证　中焦阳虚，脾失健运，致使痰饮、寒邪停聚心下，以致胃脘部痞闷不舒；胃气以下降为顺，胃气被寒饮闭塞，不得下行，则胃气上逆；胃气上逆，则心下之寒饮亦随胃气上逆，则见心窝部向上牵引作痛，故《金匮》曰，"诸逆，心悬痛"。可见，本证属中焦阳虚，寒饮上逆。

（3）立法处方

治法：温化水饮，下气降逆。

处方：桂枝生姜枳实汤。

桂枝9g，生姜9g，枳实15g。

服用三剂后，诸症状渐减，继服六剂，患者已无明显自觉症状。

（4）相关知识　方中桂枝、生姜通阳散寒，化饮和胃；枳实消痞除满，开结下气，并能增强桂枝平冲之效。诸药合用，饮去逆止，则心中痞满与牵引痛皆可除。

2. 方源与拓展应用

心中痞，诸逆，心懸痛，桂枝生薑枳實湯主之。（8）

桂枝生薑枳實湯方：

桂枝　生薑各三兩　枳實五枚

上三味，以水六升，煮取三升，分温三服。

本方主要用于治疗功能性消化不良、妊娠恶阻等疾病。

（二）心痛重证

1. 实训病案

刘某，男，73岁。患者心痛彻背，背痛彻心，面色发绀，汗出肢冷，舌质紫暗，脉沉紧。（谭日强．金匮要略浅述．北京：人民卫生出版社，1981：149）

（1）诊断　心痛重证。

（2）分析与辨证　此病案为阴寒痼结的心痛证治。心痛彻背，背痛彻心是指心窝及背部相互牵引作痛，其疼痛特点是痛势剧烈而无休止，并伴有四肢厥冷，脉象沉紧等症状。其为阳气衰微，阴寒痼结，寒气前后攻冲所致。至此阶段，使用一般通阳散结之法治疗均已无效，故仲景将乌头、附子、蜀椒、干姜一派大辛大热之品聚于一方，逐寒止痛之力极强，并用赤石脂温摄调中，固涩阳气，防止辛散太过。诸药同施，共奏温阳散寒，逐阴止痛之效。

（3）立法处方

治法：回阳固脱，通瘀止痛。

处方：乌头赤石脂丸。

蜀椒6g，乌头10g，附子18g，干姜6g，赤石脂30g。

服用四剂后疼痛大减。

（4）相关知识　方中乌头与附子同用，二者虽属同类，但乌头长于起沉寒痼冷，并可使在经的风寒得以疏散，附子长于治在脏的寒湿，能使之得以温化。由于本证阴寒邪气及心背内外脏腑经络，故仲景将乌头、附子同用，以达到振奋阳气、驱散寒邪的目的。

2. 方源与拓展应用

心痛彻背，背痛彻心，乌头赤石脂丸主之。(9)

乌頭赤石脂丸方：

蜀椒一两—法二分　乌頭一分（炮）　附子半两（炮）—法一分　乾薑一两—法一分　赤石脂一两—法二分

上五味，末之，蜜丸如桐子大，先食服一丸，日三服。不知，稍加服。

本方临床用于治疗冠心病心绞痛、病态窦房结综合征、顽固性头痛、肩关节周围炎、坐骨神经痛、慢性前列腺炎等。

【实训小结】

1. 本篇篇名虽标为胸痹、心痛、短气三病，但实则是叙述胸痹与心痛的病因、病机和证治，其中又以论胸痹为主。胸痹是以病位和病机命名，"痹"是闭塞不通的意思，不通则痛，故胸痹是以胸膺部痞闷疼痛为主要症状。心痛是以病位和症状命名，其病情比较复杂，本篇所述的心痛，主要是指正当心窝部位的疼痛证。短气是指呼吸迫促，在本篇中仅作为胸痹的一种症状来叙述。

2. 胸痹和心痛两病，均有疼痛症状，发病部位相邻近，病因、病机亦有所相同，且可相互影响，合并发生，而短气又是胸痹病的常见症状，故合在一篇讨论，有利于临床辨证论治。

【思考题】

1. 何谓胸痹？其病因与证候特点是什么？

2. 胸痹有几种类型？如何辨证论治？

3. 枳实薤白桂枝汤与人参汤有何异同？

4. 仲景如何论治心痛病证？

第九节　腹满寒疝宿食病

一、腹满

腹满是以腹中胀满为主的病证。

（一）里实兼表寒证

1. 实训病案

王某，男，3个月。患者父亲代诉：目前有原因不明的阵发性哭闹，腹胀，三日间不大便，吐奶不止，吐出黄色如大便样物。现患儿发热，面色苍白，精神萎靡，时出冷汗，腹胀拒按，大便不通，脉微，舌苔灰白。（摘自沈阳市科学技术委员会、沈阳市卫生局编《老中医医案选编》第11页）

（1）诊断　里实腹满兼表寒证。

（2）分析与辨证　患者发热，又见腹胀拒按，不大便，可知病情不完全在表，而趋向于里，且里证重于表证，证属太阳表邪未解，兼见阳明腹实。

（3）立法处方

治法：行气泄满，温中散寒。

处方：厚朴七物汤。

厚朴10g，甘草10g，大黄2.5g，枳实10g，桂枝7.5g，生姜5g。

上方顿服一次即效。服药后一小时，排出脓块样大便，以后两小时内，共排出三次稀便，随之腹胀消失。经十余日，逐渐好转，与健康婴儿无异。

（4）相关知识　厚朴七物汤即桂枝汤去芍药合厚朴三物汤而成。方中桂枝汤调和营卫而解太阳未尽之表邪；因其邪壅气滞，腹满而不痛，故去酸收之芍药；合厚朴三物汤，以厚朴、枳实、大黄三味泄热行气，消胀除满。共奏疏表散邪，泄热除满，表里双解之效。

2. 方源与拓展应用

病腹满，發熱十日，脉浮而數，飲食如故，厚朴七物湯主之。（9）

厚朴七物湯方：

厚朴半斤　甘草三兩　大黄三兩　大棗十枚　枳實五枚　桂枝二兩　生薑五兩

上七味，以水一斗，煮取四升，温服八合，日三服。嘔者加半夏五合，下利去大黄，寒多者加生薑至半斤。

本方主要用于治疗寒湿内结与寒热错杂性腹痛，还可用于治疗胃肠型感冒、急性肠炎、痢疾初期、肠梗阻等疾病。

（二）里实兼少阳证

1. 实训病案

王某，男，34岁。患者午饭后骤然起病，左上腹剧烈疼痛，拒按，腹胀满痛，左肩部有放射性疼痛，持续不解，发热，恶心欲呕，口渴饮不多，尿短赤，大便秘结，已4日未行，舌质红，苔黄腻，脉弦滑。（摘自南京新医学院《西医离职学习中医班论文集》第136页）

（1）诊断　里实腹满兼少阳证。

（2）分析与辨证　证属脾胃实热阻滞，致使升降失常。左上腹剧烈疼痛、拒按、腹胀满痛，可知内有实邪，又病位较高，邪在少阳、阳明。病虽在里，连及于表，故用大柴胡汤表里双解。

（3）立法处方

治法：清热祛实，通里攻下。

处方：大柴胡汤。

柴胡 12g，黄芩 9g，芍药 9g，半夏 9g，枳实 9g，大黄 9g，大枣 6 枚，生姜 12g。

上方服用两剂后，腹痛大减，大便已通，且能进稀粥汤。

（4）相关知识　大柴胡汤由小柴胡汤去人参、甘草，增生姜之量，加芍药、大黄、枳实而成，也可谓小柴胡与小承气合方化裁。方中以柴胡为君，配伍黄芩和解少阳之邪；大黄、枳实泄阳明之实；芍药柔肝，缓急止腹痛；生姜、半夏和胃降逆以止呕；大枣调和营卫。如此内外兼顾，少阳、阳明双解。

2. 方源与拓展应用

按之心下滿痛者，此為實也，當下之，宜大柴胡湯。（12）

大柴胡湯方：

柴胡半斤　黄芩三兩　芍藥三兩　半夏半升（洗）　枳實四枚（炙）　大黄二兩
大棗十二枚　生薑五兩

上八味，以水一斗二升，煮取六升，去滓，再煎，溫服一升，日三服。

本方广泛应用于治疗内、外、妇、儿、眼、皮肤等科疾病，尤以治疗消化系统疾病为多，如胆囊炎、胆石症、急性胰腺炎、胃及十二指肠穿孔第二期、病毒性肝炎、麻痹性肠梗阻、脂肪肝、胆汁反流性胃炎等。

（三）里实胀重于积

1. 实训病案

陈某，女，43 岁。患者胃脘剧痛，腹胀便秘，拒按，口苦口渴，舌质红，苔黄腻，脉沉数。［彭述宪．胃痛治验六则．辽宁中医杂志，1978（4）：39］

（1）诊断　腹满气滞重于积滞证。

（2）分析与辨证　证属热邪积滞，胃腑不通。腹部胀满疼痛而大便不通，其病机为实热内积，气滞不行。由于气滞重于积滞，故不用承气而用厚朴三物汤行气通下。

（3）立法处方

治法：宣滞通便。

处方：厚朴三物汤。

厚朴 20g，大黄 12g，枳实 15g。

上三味先煮枳实、厚朴，再下大黄，服后大便通即停服。

（4）相关知识　方中厚朴、枳实行气消胀除满；大黄涤热泄实；因其闭以中下为主，故重用厚朴以行中下焦气机。方中不减大黄者，意在行气必先通便，便通则肠胃畅，而脏腑之气通，通则不痛也。

2. 方源与拓展应用

痛而閉者，厚朴三物湯主之。（11）

厚朴三物湯方：

厚朴八兩　大黄四兩　枳實五枚

上三味，以水一斗二升，先煮二味，取五升，内大黄，煮取三升，温服一升。以利为度。

本方可用于治疗肠梗阻、肠麻痹、胃扭转、十二指肠壅积症、急性肠炎等。临床见腹部胀满疼痛，以胀痛为特点，腹部拒按，恶心呕吐，大便秘结，舌红苔黄，脉弦有力。

（四）里实积胀俱重

1. 实训病案

徐某，女，59 岁。患者伤食腹痛，腹部胀满，疼痛拒按且进行性加重，舌苔黄，中心焦躁，脉沉实有力。［曾亚庆．大承气汤加味治疗急性胆囊炎 75 例．福建中医药，1992（1）：31］

（1）诊断　腹满积胀俱重证。

（2）分析与辨证　此病案为积和胀俱重的里实证治。由于气滞与燥屎内结引起的腹部胀满没有减轻，是腹满的里实证。燥热邪气与糟粕内结于阳明之腑，胃肠传导功能失常而气机壅塞不通，故腹部胀满；大实不去，腑气难通，故腹满不减，呈持续状，且进行性加重，无丝毫缓解趋势；加之腹痛拒按，大便秘结不通，舌苔黄燥，脉沉实有力，故此实证。

（3）立法处方

治法：攻下里实。

处方：大承气汤（方略）。

服后，便行一次，其痛略减，随服后煎，连下三次，痛势大减，舌干转润，后以调中和胃，患者起居如常。

（4）相关知识　大承气汤峻下热结，通腑除满，如果腹满有时减轻，则非实证，不可用大承气汤。

2. 方源

腹满不减，减不足言，当須下之，宜大承氣湯。（13）

大承氣湯方：见前"痙病"中。

（五）寒饮逆满

1. 实训病案

杨某，女，39 岁。患者素体虚弱，现腹中雷鸣切痛，辗转不宁，胸胁逆满，时时呕吐，唇白面惨，四肢厥冷，神疲懒言，舌苔白滑，脉沉弦。（摘自《新中医》）

（1）诊断　腹满寒饮逆满证。

（2）分析与辨证　此病案为脾胃虚寒，水湿内停的腹满腹痛证治。本病的部位在于腹中，主要症状是肠鸣。由于脾胃阳虚，不能运化水湿，所以雷鸣切痛；寒气上逆，则胸胁逆满、呕吐。治宜附子粳米汤散寒降逆，温中止痛。

（3）立法处方

治法：散寒降逆，温中止痛。

处方：附子粳米汤。

附子6g（先煎），粳米10g，半夏10g，甘草3g，大枣6枚。

服用两剂后，疼痛及呕吐均减轻，继进两剂，诸症悉平。

（4）相关知识　方中附子温中散寒以止痛；半夏化湿降逆以止呕吐；粳米、甘草、大枣扶益脾胃以缓急迫。诸药相伍，辛散温通，甘补缓急，可使寒散逆降，腹温痛止。还应注意，方中附子要先煎以减其毒。实热证之腹痛禁服之。

2. 方源与拓展应用

腹中寒氣，雷鳴切痛，胸脅逆滿，嘔吐，附子粳米湯主之。（10）

附子粳米湯方：

附子一枚（炮）　半夏半升　甘草一兩　大棗十枚　粳米半升

上五味，以水八升，煮米熟，湯成，去滓，溫服一升，日三服。

本方多用于胃脘疼痛伴痞满呕吐，四肢厥冷，脉细而迟的患者。又因其具有温中散寒，和胃降逆之功，故该方也可用于妊娠恶阻而见脾胃虚寒者。

（六）寒饮腹痛

1. 实训病案

周某，男，28岁。患者白天因天气炎热，口渴饮大量河水，晚餐又食酸腐食物，夜宿露天乘凉，半夜突然出现心腹绞痛，呕吐饮食，四肢厥冷，脉象沉迟，舌淡苔白。

（1）诊断　寒饮心腹痛证。

（2）分析与辨证　此乃贪凉露宿，食凉饮冷而发。病机为寒湿内伤，中焦阳虚。

（3）立法处方

治法：散寒止痛，化饮降逆。

处方：赤丸。

茯苓9g，半夏6g，乌头6g，细辛1g。

上四味，研为细末，炼蜜为丸，朱砂为衣，每次服3g，饮前温酒调服，日服三次。服用两天后，诸症减轻，后调以脾胃，渐愈。

（4）相关知识　方中乌头、细辛温脾肾，散阴寒，除痼冷，止疼痛，通行十二经脉，能达阳于四肢百骸；茯苓、半夏化饮邪健脾气，以复中焦升降之机；朱砂重镇安神，宁心定悸，能降逆气，《别录》载"除中恶腹痛"。仲景名之曰"赤丸"，正为朱砂之色，可见此药在方中的重要作用。方中乌头有毒，与半夏相反，仲景用之取其相反相激，峻逐阴邪。后人对乌头或附子反半夏之说，提出过诸多置疑。如清代曹仁伯、王旭高之医案，近贤丁甘仁、蒲辅周等治验，均有乌头或附子与半夏相伍者，且取得较好的疗效。可见证无误，确须二味相伍者，亦当"有故无殒"。然而十八反毕竟是前人的经验教训，应用时尤当慎重。

2. 方源与拓展应用

寒氣厥逆，赤丸主之。(16)

赤丸方：

茯苓四兩　烏頭二兩（炮）　半夏四兩（洗）一方用桂　細辛一兩《千金》作人參

上四味，末之，内真朱為色，煉蜜丸，如麻子大，先食酒飲下三丸，日再夜一服，不知，稍增之，以知為度。

本方《千金》載于"痼冷積熱門"，"茯苓、桂心各四兩，細辛一兩，烏頭、附子各二兩，射罔（加大棗一枚）。右六味，末之，内真朱為色，蜜丸如麻子，空腹酒服一丸，日再夜一服。不知，加至二丸，以知為度。一方用半夏四兩，而不用桂"。主治與本條相同，茲轉錄以供參考。

（七）脾虚寒盛

1. 实训病案

陈某，女，37 岁。患者素体虚寒，常喜热饮，近日不慎受凉，心胸脘腹急痛如刀割，疼痛放射至肩胛部，痛剧时腹内肠鸣，时见突起如头足攻动，伴恶心，呕吐不能饮食，四肢发凉，舌淡，苔薄白，脉沉弦。［王锦槐．大建中汤治蛔厥．浙江中医杂志，1981（5）：210］

（1）诊断　脾虚寒盛腹痛证。

（2）分析与辨证　此病案为脾胃虚寒的腹满痛证治。心胸脘腹急痛如刀割，是言其痛势十分剧烈，痛的部位也相当广泛；当寒气冲逆时，腹部上冲皮起，似有头足的块状物，上下攻冲作痛，且不可以手触近；又因寒气上冲，故呕吐不能饮食。病由脾胃阳虚，中焦寒甚所致，故用大建中汤主之。

（3）立法处方

治法：温中散寒，降逆止痛。

处方：大建中汤。

蜀椒 6g，干姜 12g，人参 6g。

服药三十分钟后，饮粥，不可食干饭或不消化的食物。

（4）相关知识　方中蜀椒性大辛大热，温中散寒，下气止痛；干姜性亦大辛大热，温中散寒，和胃止呕；人参性甘温，益脾胃补元气，扶正祛邪；饴糖建中补虚，缓急止痛，并能缓蜀椒、干姜之烈性。四味相伍，温中补虚，降逆止痛。本方辛热温补，峻逐阴寒邪气，温建中脏，故名大建中汤。本方辛温大热，凡热性腹痛，或阴虚火旺，湿热内蕴者，均应忌用。

附子粳米汤证与大建中汤证同属脾胃虚寒，但前者偏于水湿内停，故重用半夏以化水湿，后者偏于寒甚，故重用干姜以温中散寒。因此可以理解，两者虽同有腹痛，但前者主要症状在于腹中雷鸣，后者则攻冲之势较甚。同时，大建中汤用人参、饴糖，可知其虚的程度又较附子粳米汤证为重。

2. 方源与拓展应用

心胸中大寒痛，嘔不能飲食，腹中寒，上衝皮起，出見有頭足，上下痛而不可觸近，大建中湯主之。(14)

大建中湯方：

蜀椒二合（去汗） 乾薑四兩 人參二兩

上三味，以水四升，煮取二升，去滓，内膠飴一升，微火煎取一升半，分温再服，如一炊頃，可飲粥二升，後更服，當一日食糜，温覆之。

附子粳米汤证与大建中汤证同属脾胃虚寒，但前者偏于水湿内停，故重用半夏以化水湿；后者偏于寒甚，故重用干姜以温中散寒。由此可以理解，两者虽同有腹痛，但前者主要症状在于腹中雷鸣，后者则攻冲之势较甚。同时，大建中汤用人参、饴糖，可知其虚的程度，又较附子粳米汤证为重。从药物性能来看，治虚寒性腹痛，附子不如干姜；虚寒性呕吐，半夏不如蜀椒；温养脾胃，甘草、粳米、大枣不如人参、饴糖。

又，本方对于因疝瘕或蛔虫而引起的寒性腹痛，或大便不通属于寒结者，都有一定效果。

（八）寒湿积滞

1. 实训病案

刘某，男，48 岁。患者恶寒发热，手足逆冷，胁腹疼痛，大便不通，畏寒肢冷，舌质淡，苔白腻，脉紧弦。[张明亚. 金匮要略经方应用. 黑龙江中医药，1989(4)：33]

（1）诊断 寒湿积滞腹痛证。

（2）分析与辨证 此乃寒积肠中，气机受阻之证。表证发热，其脉当浮，阳明腑实证发热，其脉当滑数。本证发热而脉象紧弦，是由于寒实内结，阳气郁滞，营卫失调所致。

（3）立法处方

治法：温中散寒，调畅气机。

处方：大黄附子汤。

大黄9g，附子9g，细辛3g。

服用五剂后，诸症悉轻。

（4）相关知识 方中辛热温通的附子，温里散寒，通经止痛；辅以细辛温经通脉，驱散寒邪之力更著；寒实积结于里，非温不能散其寒，非下又不能除其实，故配以大黄泻下通便。大黄虽系苦寒之物，有辛热的附子及细辛，使其寒性散而攻泄之性存，泄寒实而无伤阳之弊。这是仲景所创温下之法，以补苦寒攻下之不足。应注意，本方非寒结成实者，不可妄投。

2. 方源与拓展应用

脅下偏痛，發熱，其脈緊弦，此寒也，以温藥下之，宜大黄附子湯。(15)

大黄附子湯方：

大黄三兩 附子三枚（炮） 細辛二兩

上三味，以水五升，煮取二升，分温三服；若强人，煮取二升半，分温三服。服后如人行四五里，进一服。

本方可用于治疗胃脘痛、急性胆囊炎、肾绞痛、痛经、胆道结石、泌尿系结石、肠梗阻、溃疡性结肠炎、急性细菌性痢疾、不孕、慢性肾小球肾炎、胰腺炎等。

二、寒疝

寒疝是一种阴寒性的腹中疼痛证。

（一）阴寒痼结案

1. 实训病案

沈某，50余岁。有多年宿恙，为阵发性腹痛，因旧病复发，自外地来京住院。1959年曾在我院做阑尾炎手术，术后并无异常。此次诊为"胃肠神经官能症"。自述每发与寒冷疲劳有关。其症：腹痛频作，痛无定处，唯多在脐周围，喜温喜按，痛甚以至汗大出。舌质淡，苔薄腻而滑，脉沉弦。［魏龙骧．续医案四则．新医药学杂志，1978（12）：14－16］

（1）诊断　阴寒痼结寒疝。

（2）分析与辨证　寒气内结，阳气不运，故脐周腹痛频作，喜温喜按，每发与寒冷疲劳有关。由于疼痛剧烈，因而汗出肢冷。此案阴寒较剧，非大乌头煎散寒止痛不可，然乌头有毒，用时应从小量开始。

（3）立法处方

治法：峻逐阴寒，复阳散阴。

处方：大乌头煎。

乌头4.5g，蜂蜜30g。

服药两剂，腹痛未作，汗亦未出，乌头加至9g，四剂后复诊，仅腹痛，微有不适，腻苔已化，舌转嫩红，弦脉和缓，经月余痊愈。

（4）相关知识　方中乌头大辛大热，峻逐阴寒，峻补元阳，驱散寒结而止疼痛；因其峻烈有毒，故伍以甘平滋润的蜂蜜，既制约乌头之毒性，又能缓和延长药效，且有阴阳相配之义，达到复阳散阴而不伤正。乌头虽然强于散寒除湿止痛，用之得宜，效如桴鼓，但毒性较强，应用时须掌握煎服法，按仲景所述煎服，同时注意人体体质的情况，因人制宜，不可过量。即所谓"强人服七合，弱人服五合，不差，明日更服，不可一日再服"。一旦中毒，如出现心悸、呼吸困难、肢厥、昏迷、脉结代等，当立即停药，迅速抢救。

2. 方源与拓展应用

遶臍痛，若發則白汗出，手足厥冷，其脈沉緊者，大烏頭煎主之。（17）

烏頭煎方：

烏頭大者五枚（熬，去皮，不㕮咀）

上以水三升，煮取一升，去滓，内蜜二升，煎令水氣盡，取二升，強人服七合，弱人服五合。不差，明日更服，不可日再服。

本方临床可用于治疗寒疝、强直性脊柱炎、风湿性关节炎、类风湿关节炎、大骨节病、创伤性关节炎等疾病。

（二）血虚内寒

1. 实训病案

周吉人先生内人，冬月产后，少腹绞痛，手不可触，痛甚则呕，二便紧急，欲解不畅，且更牵引腰胁俱痛，势颇迫切，脉象浮大。（摘自《谢映庐医案》）

（1）诊断　血虚寒疝。

（2）分析与辨证　由于血虚而引起胁腹疼痛。两胁属于肝，肝主藏血，血不足则气亦虚，气虚则寒自内生，寒入阴中，攻冲作痛。胁腹部分失去气的温煦和血的濡养，因而筋脉拘急，发生疼痛，故以当归生姜羊肉汤养血散寒。

（3）立法处方

治法：养血散寒。

处方：当归生姜羊肉汤。

一服微汗而愈。

（4）相关知识　此病案为寒疝属于血虚的证治。方中羊肉为君，为血肉有情之物，甘温而益气补血，温中缓下；当归养血活血；生姜辛温气香，温中散寒，醒脾调味，可除羊肉之腥膻。诸味相伍，正是《内经》"形不足者，温之以气，精不足者，补之以味"之形精兼顾治则的具体体现。本方确是一首行之有效的食疗方，适用于产后及失血后的调养，以及多种慢性虚寒性疾病。但阴虚火旺的病人，又非本方之所宜。

2. 方源与拓展应用

寒疝腹中痛，及胁痛里急者，当归生薑羊肉湯主之。（18）

當歸生薑羊肉湯方：

當歸三兩　生薑五兩　羊肉一斤

上三味，以水八升，煮取三升，温服七合，日三服。若寒多者，加生薑成一斤；痛多而嘔者，加橘皮二兩、白术一兩。加生薑者，亦加水五升，煮取三升二合，服之。

本方亦见于"妇人产后病篇"，治妇人产后因虚受寒而腹痛，但男子血虚而寒痛的，亦可应用，因为病机相似。不过，此证与一般的寒疝不同。一般寒疝多出现肠之挛急扭结，按之应手，故亦称疝瘕；本证虽腹痛里急，按之决无瘕块，因其不由于肠之扭结，而因于血虚之故，这是应用本方与乌头剂的不同之处。

（三）寒疝兼表证

1. 实训病案

袁某，青年农妇。一日少腹大痛，筋脉拘急而未少安，虽按亦不佳，服行经调气药不止，迁延十余日，病益增剧。头身痛，肢厥冷，时有汗出，舌润，口不渴，吐清水，不发热而恶寒，脐以下痛，痛剧则冷汗出，常有冷气向阴户冲去，痛处喜热敷。（摘自

《治验回忆录》）

（1）诊断　寒疝兼表。

（2）分析与辨证　此由冷气积于内，寒气搏结不散，脏腑虚弱，风冷邪气相击所致。由于寒气内结，故见腹痛；阳气大衰，不能达于四肢，故手足逆冷，如果寒冷之极还可见手足麻痹而不仁，此为寒邪痹阻肌表，营卫不和之故。病属内外皆寒，表里兼病，不是单纯解表或温里以及针刺等法所能奏效，故用乌头桂枝汤两解表里寒邪。

（3）立法处方

治法：祛寒止痛，散寒解表。

处方：乌头桂枝汤。

乌头12g，桂枝18g，芍药12g，甘草6g，生姜3片，大枣6枚。

水煎，兑蜜服。上药连进两剂，痛止人安。

（4）相关知识　方中乌头峻逐阴邪，温里散寒止痛；桂枝汤调和营卫，祛风散寒，解表邪，止身痛。这样温里解表，并行不悖。徐忠可认为此"所谓七分治里，三分治表也"。服药后如醉状或呕吐，是药已中病的"瞑眩"反应，但并不是每人如此。如果有上述现象，而无其他不良反应者，可不必服药，如发现中毒现象，应速加处理，以免延误病机。

2. 方源与拓展应用

寒疝腹中痛，逆冷，手足不仁，若身疼痛，灸刺诸药不能治，抵当乌头桂枝汤主之。（19）

乌头桂枝汤方：

乌头

上一味，以蜜二斤，煎减半，去滓。以桂枝汤五合解之，得一升後，初服二合，不知，即服三合，又不知，復加至五合。其知者，如醉状，得吐者，為中病。

桂枝汤方：

桂枝三兩（去皮）　芍藥三兩　甘草二兩（炙）　生姜三兩　大棗十二枚

上五味，剉，以水七升，微火煮取三升，去滓。

腹痛是寒疝的主要症状，由于寒气内结所致。阳气大衰，不能达于四肢，故手足逆冷；寒冷之极则手足麻痹而不仁；身体疼痛是寒邪痹阻肌表，营卫不和之故。病属内外皆寒，表里兼病，就不是单纯的解表或温里以及针刺等法所能奏效，故以乌头桂枝汤两解表里寒邪。方中乌头祛寒止痛，桂枝汤调和营卫以散表寒。药后如醉状或呕吐，是药已中病的"瞑眩"反应，但并不是每人如此。如有上述现象，而无其他不良反应者，可不必服药。如发现中毒现象（详见"中风历节病"一节乌头汤条），应速加处理，以免延误病机。

三、宿食

宿食，一般称为伤食或食积，是由脾胃功能失常，食物经宿不消而停积于胃肠所致。

（一）宿食在下

1. 实训病案

重庆少年，年十六，幼龄丧父，唯母是依，终岁勤劳，尚难一饱。适值新年，饮食失时，饥餐冷饭，更受风寒，遂病腹痛拒按，时时下利，色纯黑，身不热，脉滑大而口渴。（曹颖甫．经方实验录．上海：上海科技出版社，1978：36）

（1）诊断　宿食在下证。

（2）分析与辨证　此病案为宿食在下的证治。宿食多由于饮食不节，谷食经宿不化，停滞于胃肠所致。由口渴，腹痛拒按，便色纯黑，脉滑大而口渴可知此"时时下利"为宿食下利，当下之即愈。

（3）立法处方

治法：攻下积滞。

处方：大承气汤。

（4）相关知识　宿食内结于肠，腑气不通则脘腹胀满，疼痛拒按；热结于内，旁流于外，又可见到泻利臭秽，频而不爽，伴脘腹胀满疼痛。此宿食下利，又当因势利导，攻下宿食，此即《素问》所谓"通因通用"之意，故以大承气汤攻之。

2. 方源与拓展应用

問曰：人病有宿食，何以別之？師曰：寸口脉浮而大，按之反澀，尺中亦微而澀，故知有宿食，大承氣湯主之。（21）

脉数而滑者，實也，此有宿食，下之愈，宜大承氣湯。（22）

下利不欲食者，有宿食也，當下之，宜大承氣湯。（23）

大承氣湯方：见前"痙病"中。

以上三条皆用大承气汤治疗宿食，但因叙证简略，故须前后互相联系研究。此外，还应结合病史中有无暴食以及舌苔、腹候、大便等情况，多方考究，方能无误。

（二）宿食在上

1. 实训病案

信州老兵女三岁，因食盐虾过多，得胸喘之疾，乳食不进。贫无可召医治，一道人过门，见病女喘不止，便叫取甜瓜蒂七枚，研为粗末，用冷水半茶盏许，调澄取清汁呷一小呷。如其言，才饮竟，即吐痰涎若黏胶状，胸次既宽，胸喘亦定。少日再作，又服之，随手愈。凡三进药，病根如扫。（摘自《名医类案》）

（1）诊断　宿食在上证。

（2）分析与辨证　宿食停滞在胃的上脘，有胸闷泛恶欲吐的症状出现，这是正气驱邪外出的表现，可用瓜蒂散因其势而吐之，此即《素问》所谓的"其高者因而越之"的治疗方法。方中瓜蒂为君，苦寒有小毒，色青，能提胃中阳气，以除胸中之寒热，为吐剂中第一品；赤小豆味酸，性寒，利水除湿，能涌吐胸中实邪，二味相伍，酸苦涌泄，再佐以豆豉轻清宣泄，更助其涌吐之力。

（3）立法处方

治法：涌吐实邪。

处方：瓜蒂散。

瓜蒂 10g，赤小豆 10g。

上两味研细末和匀，用淡豆豉 15g，煮作稀糊，顿服之。如果不吐，稍加剂量，得吐停药。

（4）相关知识　本方性升，催吐之力颇强，且有一定的毒性，故宜从小量开始，视情况逐渐增加药量，以防伤正。同时，本方服用后，因升散力强，涌泄同时可见头晕、汗出等不适反应，应嘱患者选择避风安全之处，勿惊恐，或闭目静息，以免汗出受风。如果服后不吐，心烦欲吐不出，可辅用物以催吐。如果服后邪已去而吐不止，可以葱白煎汤止吐。

2. 方源与拓展应用

宿食在上脘，当吐之，宜瓜蒂散。（24）

瓜蒂散方：

瓜蒂一分（熬黄）　赤小豆一分（煮）

上二味，杵为散，以香豉七合煮取汁，和散一钱匕，温服之，不吐者少加之，以快吐为度而止。亡血及虚者不可与之。

本方为涌吐剂，凡属阳证实证，病势迫近胸咽，温温欲吐的，俱可因势利导而用吐法，不必限于宿食。如仓促之际，药不及办，以极咸盐汤一盏顿服，亦能催吐。一般来说，治疗宿食，应按照停积的部位和食积的新久来施治，方不致误。宿食初起，多见脘痞胸闷，嗳腐吞酸，或恶寒发热，此时病尚在胃，绝不能使用下剂；如有泛泛欲吐之势，是宿食在上脘，可用吐法以排除宿食；如无欲吐之势，可用消导法以消化宿食；必须是宿食在肠，且又化燥成实的，方可用攻下法。

【实训小结】

1. 本篇论述腹满、寒疝、宿食病的脉证和治疗。腹满是以腹中胀满为主，可以出现于多种不同的病变过程中，病机较为复杂。按照"阳道实，阴道虚"的理论，可以将本篇腹满概括为两类。属于实证、热证的病变，多与胃肠有关，或涉及于表；属于虚证、寒证的，多与脾肾有关，或涉及于肝。

2. 寒疝是一种阴寒性的腹中疼痛证。前人认为凡寒气攻冲作痛的，概称为寒疝，与后世所说的疝气不同。本篇所论寒疝，在病情上有实有虚，在病位上有里寒与表里皆寒之别。

3. 宿食，一般称为伤食或食积，是由脾胃功能失常，食物经宿不消而停积于胃肠所致。但由于停留的部位不同，其所反映的证候也有明显差异。

4. 因为三者皆有腹部胀满或疼痛，在症状上有其一定的联系，其所出方药治法，有的可以互相借用，故合为一篇。

【思考题】

1. 何谓腹满？其病因与证候特点是什么？
2. 腹满有几种类型？如何辨证论治？
3. 厚朴三物汤与大承气汤有何异同？
4. 附子粳米汤证与大建中汤证、赤丸证有何异同？
5. 何谓寒疝？大乌头煎与当归生姜羊肉汤有何异同？
6. 寒疝如何辨证论治？
7. 仲景如何论治宿食病？

第十节　五脏风寒积聚病

一、肝着

肝着，是肝脏受邪而疏泄失职，其经脉气血郁滞，着而不行所致。可见胸胁痞闷不舒，甚或胀痛、刺痛。

1. 实训病案

白某，男，27 岁。左胁痛以夜间发作为主，伴见心下痞，嗳气，患疾已 2 年，自称每每以手自击其胁可使疼痛减缓。舌质绛，脉弦缓。（刘渡舟，姜元安．经方临证指南．天津：天津科学技术出版社，1993：142）

（1）**诊断**　肝着。

（2）**分析与辨证**　肝着之证，由于肝受邪，其调达疏泄之职失司，以致气血瘀滞，而肝的经脉又布胁络胸，故胸中气机不利，可见胸中痞塞满闷，甚者胀痛刺痛。若用手捶打或推揉，可暂时令气机舒展通畅，故其人"常欲蹈其胸"。肝着起病之初先在气分，故可以饮热汤，胸阳得以宣达，气机得以通利，胸中痞结等症状可以缓解。但若病已涉及血分，肝经经脉瘀滞，即使饮热也无济于事，此时用旋覆花汤治疗。

（3）**立法处方**

治法：行气活血，通阳散结。

处方：旋覆花汤。

旋覆花 10g，红花 6g，桃仁 6g，青葱管 10g，紫降香 6g，片姜黄 10g，当归尾 10g，柏子仁 10g。

水煎服，服药三剂，胁痛若失。

（4）**相关知识**　旋覆花性温微咸，善通肝经而理气散郁，葱辛温，味芳香，可温阳散结，宣浊开痹，茜草以活血化瘀见长，三味相伍，共奏行气活血，通阳散结之效。《金匮》中旋覆花汤中用的是新绛，对此历代医家的认识颇有不同。有的认为是"绯帛"，即已被染成大红色丝织品的大红帽帏，而陶弘景则称新绛为茜草。现代医家治疗肝着多以茜草易新绛。

2. 方源与拓展应用

肝著，其人常欲蹈其胸上，先未苦時，但欲飲熱，旋覆花湯主之。臣億等校諸本旋覆花湯方，皆同。（7）

旋覆花湯方：

旋覆花三兩　葱十四莖　新絳少許

上三味，以水三升，煮取一升，頓服之。

旋覆花汤为治络瘀肝着要方。王清任用血府逐瘀汤治愈"胸任重物"、陶葆荪用通窍活血汤治愈"常欲人足蹈其胸"的验案，叶天士治胁痛擅长用辛温通络、温柔通补、辛泄通瘀诸法取效，都是在本方用法基础上的进一步发展。

二、脾约

脾约病为胃气强，脾阴弱，燥热伤津所致的病证，临床有大便干结、小便频数的表现。

1. 实训病案

刘某，男，28岁。患大便燥结，五六日排解一次，每次大便时，往往努责用力而汗出湿衣，但无所苦，口唇发干，用舌津舐之则厚皮如痂，撕之则唇破血出，舌苔黄，脉沉滑。（刘渡舟，姜元安．经方临证指南．天津：天津科学技术出版社，1993：78）

（1）诊断　脾约证。

（2）分析与辨证　阳明胃气过强而太阴脾阴太弱，则胃之强阳反凌脾之弱阴，使脾阴受约而不能为胃行其津液。津液不能还其胃中，胃肠失于濡润而干燥，大便因此而难下。

（3）立法处方

治法：泄热润燥，缓通大便。

处方：麻子仁丸。

麻子仁60g，芍药15g，枳实15g，大黄30g，厚朴30g，杏仁30g。

上药为末，炼蜜和丸，每次9g，每日两次，温开水送服。服用10天后，诸症悉平。

（4）相关知识　方中麻子仁、杏仁质润多脂，润燥滑肠；芍药养阴和中；佐以小承气泄热导滞，攻下通便；以蜜和丸，意在缓下。本方润肠药与攻下药同用，炼蜜为丸，具有泻而不峻，润而不腻，甘缓润下之效。

2. 方源与拓展应用

趺陽脈浮而澀，浮則胃氣強，澀則小便數，浮澀相搏，大便則堅，其脾為約，麻子仁丸主之。（15）

麻子仁丸方：

麻子仁二升　芍藥半斤　枳實一斤　大黃一斤（去皮）　厚朴一尺（炙，去皮）　杏仁一升（去皮尖，熬，別作脂）

上六味，末之，煉蜜和丸梧子大，飲服十丸，日三服，漸加，以知為度。

麻子仁丸用于燥结、微痞、微满、腹不痛、饮食正常的习惯性便秘，以及痔疮便秘而偏于实证者，肠外科手术后大便干燥者，热性病后，大便干结或大便多日不通引起头痛眩晕、食欲不振者，均有较好的疗效，且无腹痛等副作用。但高年津枯、阳虚体弱者仍宜斟酌使用。

麻子仁丸攻下之中寓有滋润之意，对后世温病学家启发甚大。如吴鞠通治阴虚便秘的增液汤，以补药之体，作泻药之用，实从本方脱胎而来。

三、肾着

肾着病，为阳气不行，寒湿留着肾之外府所致，常以腰部冷痛和沉重感为表现。

1. 实训病案

杜某，女，52岁。腰痛，腰部重倦有冷痹感，两侧髋关节痛，行动拘急痛，俯仰困难，四肢倦怠无力已5个月余，治疗无效，其脉沉迟。［邓鹤芝．医案数则．广东中医，1962（7）：31］

（1）诊断　肾着。

（2）分析与辨证　肾着之为病多起于劳动汗出，腰部感受寒湿，阳气痹阻不行，腰部出现冷痛和沉重感，因为腰为肾之外府，故名肾着病。《金匮》中言其有"如坐水中"、"形如水状"、"腹重如带五千钱"等症状。由于病在腰腹肌腠，未累及肾之本脏和膀胱，所以口不渴，小便和饮食均如常。

（3）立法处方

治法：温通祛寒。

处方：肾着汤。

白术30g，云苓30g，干姜30g，炙甘草15g。

清水三盅煎至一盅，温服，连服两剂。

此证经三诊，服药共八剂。后方中尚加有桂枝尖、杜仲，病情转愈。

（4）相关知识　甘姜苓术汤中重用干姜、茯苓温阳散寒，除湿导水下行；配以白术健脾燥湿；甘草益脾气，健运化。诸药相合，脾肾阳气充足而寒湿之邪得去。

2. 方源与拓展应用

肾著之病，其人身體重，腰中冷，如坐水中，形如水狀，反不渴，小便自利，飲食如故，病屬下焦，身勞汗出，衣－作表裏冷濕，久久得之，腰以下冷痛，腹重如帶五千錢，甘薑苓术湯主之。（16）

甘草乾薑茯苓白术湯方：

甘草　白术各二兩　乾薑　茯苓各四兩

上四味，以水五升，煮取三升，分溫三服，腰中即溫。

后世医家用甘姜苓术汤治疗呕吐腹泻、妊娠下肢浮肿，或老年人小便失禁、男女遗尿、妇女年久腰冷带下等病证，属于脾阳不足而有寒湿者，为本方临床运用的发展。

【实训小结】

本篇论述五脏风寒和真脏脉象、三焦各部病证及脏腑积聚脉证。但其中五脏风寒部分脱简较多，三焦各部病证亦略而不详，脏腑积聚在于指出积、聚、䅽气三者之鉴别。

唯对肝着、脾约、肾着三种病证的治疗，论述较为具体。

【思考题】

　　1. 如何理解五脏中风中寒证？

　　2. 如何理解肾着汤是治脾而非治肾？

　　3. 肝着如何辨证论治？

　　4. 试述脾约的病机与方证？

第十一节　痰饮咳嗽病

一、痰饮

　　痰饮，是一个总的病名，其中又可分为痰饮、悬饮、溢饮和支饮四种。此痰饮，是水饮停留于肠胃部位，由于水饮的流动，所以肠间沥沥有声是其主要症状。

（一）饮停心下病案

1. 实训病案

　　李某，女，35 岁。初诊：患者因天气炎热，过食瓜果冷饮，发作头目眩晕，胸闷不畅，泛泛作恶，舌苔白腻，脉象弦滑。[任达然. 苓桂术甘汤的临床应用. 江苏中医，1984（4）：37]

　　（1）**诊断**　痰饮停留心下。

　　（2）**分析与辨证**　总由心脾阳气虚衰，饮停中焦所致。过食瓜果冷饮，伤及脾阳，心下即胃之所在，饮停其中，阻碍气机升降之机，浊阴不降，弥漫于胸胁，故胸闷不畅，饮阻于中，清阳不升，浊阴上蒙清窍，则头昏目眩。

　　（3）**立法处方**

　　治法：温阳化饮，健脾利水。

　　处方：苓桂术甘汤加味。

　　茯苓 15g，桂枝 10g，白术 10g，炙甘草 6g，法半夏 10g。

　　水煎服，两剂药尽，诸症悉平。

　　（4）**相关知识**　方以苓桂术甘汤，既可温阳下气而治心悸、胸满，又可利小便以消水饮而治痰饮咳逆。方中茯苓作用有四：一是甘淡利水，二是养心安神，三是助肺行治节之令，四是补脾厚土。其为治饮病之要药，亦为本方之主药。桂枝作用有三：一为温复心阳，二是下气降冲，三是通阳消阴。其也是本方之主药。两药配伍，则温阳之中以制水饮，利水之中以复心阳，二者相得益彰，缺一不可。白术健脾燥湿，助茯苓以制水；甘草和中益气，助桂枝以扶心阳。故本方乃痰饮第一方，亦为"病痰饮者，当以温药和之"治则的具体诠释。

2. 方源与拓展应用

心下有痰饮，胸胁支满，目眩，苓桂术甘汤主之。(16)

茯苓桂枝白术甘草汤方：

茯苓四两　桂枝三两　白术三两　甘草二两

上四味，以水六升，煮取三升，分温三服，小便则利。

本方临床应用广泛，凡有脾阳不足，痰饮内停之病机，以头目眩晕、呕吐清涎，或心悸、短气、胸闷，或咳喘吐涎、胸胁支满，或脘腹逆满、呕恶，或背部寒冷如手掌大等为主要症状者，均可使用。可用于循环系统、呼吸系统、消化系统、泌尿系统诸疾。

（二）饮及脾肾病案

1. 实训病案

黄某，男，39岁。初诊：哮喘三载，入冬易发，平时怕冷，痰多清稀，脑转耳鸣，腰膝酸软，不耐劳作，动则气短难续。脉象细软，舌淡苔薄。[陆柱尊. 金匮肾气丸临床应用举隅. 江苏中医，1988（4）：20]

（1）诊断　微饮证。

（2）分析与辨证　微饮是水饮之轻微者，即《金匮》中言"水停心下，微者短气"之证。微饮之病，外证不甚明显，仅见短气，似属轻微，但水饮内阻，阳气不化，其本在于脾肾，必须早为治疗。水饮停留，妨碍升降之气，所以短气；阳气不化，可见小便不利。"当从小便去之"，是说本证治法，宜化气利小便，使气化水行，饮有去路，则短气之症状亦除。

（3）立法处方

治法：温阳逐饮，宣肺散气。

处方：肾气丸。

附子10g，桂枝10g，山茱萸10g，熟地黄12g，茯苓10g，山药30g，泽泻10g，丹皮6g，陈皮6g。

服用两剂后，患者小便增长，胸闷、气短等症状显著减轻，连服1个月，未见复发。

（4）相关知识　饮邪之成有因中阳不运，水停为饮者，其本在脾，必见心下逆满，起即头眩等；亦有下焦阳虚，不能化水，以致水泛心下者，其本在肾，又有畏寒足冷，小腹拘急不仁等。前者可用苓桂术甘汤健脾利水；后者可用肾气丸温肾化水。此病案即属后者。

2. 方源与拓展应用

夫短气，有微饮，当从小便去之，苓桂术甘汤主之，方见上。肾气丸亦主之。方见脚气中。(17)

肾气丸方：

乾地黄八两　薯蓣四两　山茱萸四两　泽泻三两　茯苓三两　牡丹皮三两　桂枝附子（炮）各一两。

上八味，末之，炼蜜和丸如梧子大，酒下十五丸，日再服。

本方可用于糖尿病、甲状腺功能低下、慢性肾炎、肾上腺皮质功能减退及支气管哮喘等属于肾气不足者。

（三）下焦饮逆病

1. 实训病案

王某，女，39 岁。初诊：患者素有气管炎史，近日来，突然头晕眼花，视物有天旋地转感。头重如裹，耳鸣如蝉，呕吐涎沫，脉弦，苔白腻。[王殿威. 五苓散的临床应用. 中医药学报，1986（5）：42]

（1）**诊断**　下焦水逆证。

（2）**分析与辨证**　此证属脾胃升降失司，水湿内停而成之饮证。痰饮结于下焦，本可就近从小便而去，但膀胱气化不行，水无去路，反逆而上行，则吐涎沫而头眩。饮在下焦，当从小便去之，治宜五苓散化气利水。水气下行，则上述诸症状可随之消失。

（3）**立法处方**

治法：健脾利水，温阳蠲饮。

处方：五苓散。

茯苓 6g，泽泻 9g，白术 10g，猪苓 6g，桂枝 5g，半夏 10g，甘草 10g。

患者连服十五剂后诸症消退。

（4）**相关知识**　方中茯苓、泽泻、猪苓淡渗利水，使水饮从小便而去；桂枝解肌发汗以散饮，化膀胱之气，有利水之功。《金匮》方后言，"多饮暖水，汗出愈"，旨在补充水津，扶助胃阳，温行水气以发汗，使水饮内外分消。

2. 方源与拓展应用

假令瘦人，脐下有悸，吐涎沫而癫眩，此水也，五苓散主之。（31）

五苓散方：

澤瀉一兩一分　豬苓三分（去皮）　茯苓三分　白术三分　桂二分（去皮）

上五味，為末，白飲服方寸匕，日三服，多飲煖水，汗出愈。

本方适宜于水饮或湿浊聚于下焦，或兼水饮湿浊犯逆于中、上焦，气化不利者，临床治疗肾炎、尿潴留、梅尼埃综合征、脑积水、心包积液、三叉神经痛、视网膜水肿、湿疹等疗效颇佳。

（四）饮逆致呕病

1. 实训病案

刘某，女，42 岁。初诊：患者头眩心悸，咽部不利，口渴欲饮，饮后不时呕吐清水与食物，每天少则 3～5 次，多则十余次。因惧吐而不敢进食，精神恍惚，疲惫不堪，舌淡，苔白腻，脉虚弱。[武秀金. 小半夏加茯苓汤治疗呕吐三则. 中医杂志，1982（12）：16]

（1）**诊断**　痰饮呕吐。

（2）**分析与辨证**　本证病人本为停饮之体，因为脾不散津，津不上承而出现口渴，清阳不升而见头眩，水饮凌心而见心悸，因渴而饮水过多，水停心下成为新饮，水饮不能下行反而上逆，则出现呕吐。

（3）立法处方

治法：降逆止呕，引水下行。

处方：小半夏加茯苓汤。

半夏10g，生姜10g，茯苓12g。

患者服用两剂后，能进食，诸症皆轻。

（4）相关知识　方用小半夏加茯苓汤，方中小半夏汤化饮降逆，加茯苓增强利水之力，使旧饮去而新饮生，则渴呕自止。

2. 方源与拓展应用

先渴後嘔，為水停心下，此屬飲家，小半夏加茯苓湯主之。方見上。（41）

小半夏加茯苓湯方：

半夏一升　生薑半斤　茯苓三兩

上三味，以水七升，煮取一升五合，分溫再服。

本方适宜于水饮内停心下者，可用于治疗多种疾病引起的眩晕、右心衰、病毒性心肌炎、妊娠恶阻、肾炎、尿毒症、幽门不全梗阻、晕车晕船、前庭神经元炎、高血压病、梦游症属水饮者等。

（五）留饮病

1. 实训病案

王某，男。初诊：气体甚厚，病留饮，得利反快，心下续坚满，鼻色鲜明，脉沉，此留饮欲去而不能尽去也。（魏之琇．续名医类案．北京：人民卫生出版社，1997）

（1）诊断　留饮。

（2）分析与辨证　由于水饮停留，阳气不通，所以病人脉沉。假如留饮脉沉之证，未经攻下逐邪，忽然自欲下利，利后觉得舒快，此为留饮有欲去之势。但本案虽然下利，病根并未得除，因此，去者虽去，而新饮仍然日积，故其人心下继续痞坚胀满。饮邪既有欲去之势，留饮亦非攻不除，当此之时，宜攻破利导之剂，下而去之，以绝病根。

（3）立法处方

治法：攻逐水饮。

处方：甘遂半夏汤。

甘遂3g（研末），半夏6g，芍药6g，甘草3g，白蜜30g。

再煎顿服。诸症悉平。

（4）相关知识　甘遂半夏汤方中甘遂攻逐水饮；半夏散结除痰；芍药、甘草、白蜜酸收甘缓以安中。但甘草与甘遂相反而同用者，取其相反相成，俾激发留饮得以尽去。虽然本草明言两者为十八反药，但后世医家与今之科研均有合方而用者，未见毒副作用，可知"有故无殒，亦无殒也"，只要明病机，因证使用，则无伤害。但为避免峻药猛攻之弊，自《千金要方》始，对本方之煎煮方法就特别强调，所以临床应注意其煎服法，不可草率。又本方药性峻烈，不宜常服。

2. 方源与拓展应用

病者脈伏，其人欲自利，利反快，雖利，心下續堅滿，此為留飲欲去故也，甘遂半夏湯主之。（18）

甘遂半夏湯方：

甘遂三枚（大者）　半夏十二枚（以水一升，煮取半升，去滓）　芍藥五枚　甘草一枚（如指大，炙）

上四味，以水二升，煮取半升，去滓，以蜜半升，和藥汁煎取八合，頓服之。

本方适用于饮邪久留，邪实体实的急顽重证，可用于治疗肾积水、尿毒症性水肿、小儿百日咳、肝硬化腹水、肝癌、心包积液、脑积液伴癫痫、腹壁脂肪增多症等。

（六）饮聚肠间病

1. 实训病案

朱某，男，25岁。患者感受风寒，咳嗽，口舌干燥，不渴，腹大如瓮，有时肠鸣胀满，小便黄短，大便燥结。（赵守真．治验回忆录．北京：人民卫生出版社，1962:36）

（1）诊断　痰饮壅阻肠间。

（2）分析与辨证　水走肠间，饮邪内结，所以腹满；水气不化，津不上承，故口干舌燥。治宜分消水饮，导邪下行，则腹满、口舌干燥自愈。方用己椒苈黄丸。方中防己、椒目辛宣苦泄，导水从小便而出；葶苈、大黄攻坚决壅，逐水从大便而去。前后分消，则脾气转输，津液自生，故《金匮》方后云，"口中有津液"，这是饮去病解之征。如果服药后反加口渴，则为饮阻气结，则加芒硝以软坚破结。

（3）立法处方

治法：分消水饮，导邪下行。

处方：己椒苈黄丸。

防己 16g，椒目 16g，葶苈 16g，大黄 16g。

四药等分为末，炼蜜为丸，每丸 2g，日两次，每次两丸。服药后患者水泻数次，腹胀得减，再进两丸，下利尤甚，腹部又渐消。

（4）相关知识　本证虽为饮热交结的实证，宜攻逐饮邪，然而方中葶苈、大黄皆为峻猛性急之品，故不用汤剂而以蜜为丸，此为急中有缓，攻邪而不致太过，免伤正气。而且，蜜丸还能滋润脏腑，可以缓解饮结津不润之标证。同时，服药量的增加也较慎重，采取稍增之法，其意也在攻邪防伤正。《金匮》中言，"先食饮服"，是因饮邪结在下部，如此有助于祛邪下行。

2. 方源与拓展应用

腹滿，口舌乾燥，此腸間有水氣，己椒藶黃丸主之。（29）

己椒藶黃丸方：

防己　椒目　葶藶（熬）　大黃各一兩

上四味，末之，蜜丸如梧子大，先食飲服一丸，日三服，稍增，口中有津液。渴者，加芒硝半两。

本方适用于饮邪内结，腑气不通的实证，可用于治疗肝硬化腹水、肺心病心衰、胸腔积液、心包积液、胃肠神经官能症、慢性泄泻等。

二、悬饮

悬饮，水饮潴留于胁下，咳嗽牵引作痛。

1. 实训病案

徐某，女。初诊：患者因咳嗽少痰，左侧胸痛，呼吸困难，发冷发热6天就诊。呼吸急促，精神较差，舌苔厚腻，脉弦滑。[张志雄，程文斌，于良瑞，等. 中药十枣汤治疗渗出性胸膜炎51例疗效较满意. 解放军医学杂志，1965（2）：150]

（1）诊断 悬饮。

（2）分析与辨证 悬饮即饮后水流在胁下，咳唾引痛之证。饮邪既结，治当破积逐水，故用十枣汤主之。方中甘遂、芫花、大戟味苦峻下，但峻下之剂，损伤正气，故佐以大枣十枚，安中而调和诸药，使下而不伤正。

（3）立法处方

治法：峻下其水。

处方：十枣汤。

大戟0.9g，芫花0.9g，甘遂0.9g。

大枣10枚煎汤，于上午10时空腹用大枣汤吞服。服药4日后，诸症状消除。

（4）相关知识 本方具有攻逐水饮之功，方中芫花能破水饮之窠囊，甘遂能泻诸经之水湿，大戟能泻脏腑之水湿。三者合用，攻逐之力甚猛，能使结聚于胁下的水饮从二便而去。然而攻逐虽能祛邪，也必然会伤正，故用肥大枣十枚以顾护脾胃，并缓减芫花、甘遂、大戟诸药的毒性。尽管本方配伍了护正顾胃的大枣，但毕竟属于攻下峻剂，所以使用时，必须审慎。在服药量方面，仲景因人而异，体质壮实的强人可服一钱匕，体弱形瘦的羸人则只服半钱匕。在服药时间与方法上主张"平旦温服之"。平旦即清晨，此时犹一日之春，正是阳气生发，邪气衰退之时，故乘势温服攻逐饮邪的十枣汤，既有助于水饮的祛除，又减少对正气的克伐。对于服药后的反应也要仔细观察，如果服药当日未见泻下者，次日可加服半剂；若药后泻下者，则应食粥以调养脾胃。

2. 方源与拓展应用

脉沉而弦者，悬飮内痛。（21）

病悬飮者，十棗湯主之。（22）

十棗湯方：

芫花（熬） 甘遂 大戟各等分

上三味，搗篩，以水一升五合，先煮肥大棗十枚，取八合，去滓，內藥末。强人服一錢匕，羸人服半錢，平旦溫服之；不下者，明日更加半錢，得快下後，糜粥自養。

本方适用于水饮积结胸胁或胁腹，邪实正未虚之证。可用于治疗渗出性胸膜炎、难治性胸水和腹水、重症流行性出血热少尿期肾功能衰竭、小儿肺炎、良性颅内压增高症、哮喘等。还有医家用此方治疗青光眼术后或下肢骨折合并重度肿胀等内瘀血证。

三、溢饮

溢饮，是水饮流行于四肢肌肉之间，近于体表，本可随汗液而排泄，若不能得汗，必致身体疼痛而沉重。

1. 实训病案

吕某，男，46 岁。初诊：四肢肿胀酸痛已 10 余日。仰手诊脉为之吃力。按其手足有凹陷，自称身上经常出汗，唯手足不出。身体魁梧，面色鲜泽。舌红苔黄腻，脉浮且大。（刘渡舟，苏宝刚，庞鹤．金匮要略诠解．天津：天津科学技术出版社，1984：123）

（1）诊断　溢饮。

（2）分析与辨证　本证脉浮为在表，大为阳郁。肺卫郁闭，水停成饮，溢于四肢肌肤，以四肢疼重为主要症状。

（3）立法处方

治法：宜发汗，兼清泄郁热。

处方：大青龙汤。

麻黄 18g，桂枝 8g，甘草 6g，杏仁 9g，生姜 9g，大枣 10 枚，石膏 9g。

服用三剂后，诸症状悉减。

（4）相关知识　大青龙汤是麻黄汤加石膏、生姜、大枣而组成。麻黄用量较麻黄汤中的量大，故为发汗峻剂。重用麻黄佐桂枝、生姜辛温发汗，外散风寒，以开祛邪之路；加石膏辛甘大寒，以清郁闭之热，使郁闭通，内热除，烦躁可解。正如张锡纯所说："石膏凉而能散，有透表解肌之力，外感实热者用之直胜金丹。"麻黄配石膏得其辛凉之性，可牵制麻黄辛温发散之能，但不减低麻黄发汗解表、宣肺平喘之功效。甘草、大枣和中以滋汗源。诸药合之，既能发汗解表，又可清热除烦，为表里双解之剂。总之，石膏辛凉大寒，为内热烦躁而设，但恐其寒凉太过，里热顿除，而表寒不解，故倍用麻黄，且加姜枣以和营卫，以求药后汗出，表里双解。本证虽当发汗，但只可取微汗，汗出多者，温粉粉之，否则汗多伤阳，不利于祛饮。若一服汗出邪解，则停后服药。

2. 方源与拓展应用

病溢飲者，當發其汗，大青龍湯主之；小青龍湯亦主之。（23）

大青龍湯方：

麻黄六兩（去節）　桂枝二兩（去皮）　甘草二兩（炙）　杏仁四十個（去皮尖）　生薑三兩　大棗十二枚　石膏如雞子大（碎）

上七味，以水九升，先煮麻黄，減二升，去上沫，内諸藥，煮取三升，去滓，溫服一升，取微似汗。汗多者，溫粉粉之。

小青龍湯方：

麻黄三两（去節）　　芍藥三两　　五味子半升　　乾薑三两　　甘草三两（炙）　　細辛三两　　桂枝三两（去皮）　　半夏半升（湯洗）

上八味，以水一斗，先煮麻黄減二升，去上沫，内諸藥，煮取三升，去滓，温服一升。

大青龙汤适用于风寒郁滞肌腠、里有郁热之证，可用于治疗多种发热性感染性疾病、过敏性哮喘、鼻炎等，尤其对多种原因或疾病引起的急性高热，以及具有外寒里热病机特点的无汗证等疗效显著。小青龙汤适宜于寒饮蕴肺、外寒束表之证，可用于治疗急慢性支气管炎、各种肺炎、小儿哮喘急性发作、肺心病、过敏性鼻炎、过敏性肠炎、荨麻疹、病态窦房结综合征、自发性气胸、乙型肝炎 ALT 升高等。

四、支饮

支饮，是水饮停留于胸膈，阻碍肺气的宣降，以致咳逆倚息，短气不能平卧的病证。

（一）膈间支饮病

1. 实训病案

刘某，男。患者平日酷嗜饮酒，体态肥胖，精神奕奕，近日因家事，倍感忧郁，面色黧黑，心下痞坚，膈间胀满，咳喘，每日清晨吐痰数口后，膈上始宽，不思饮食，夜间口干燥，心烦难寐，脉沉弦，曾用吐下诸法治疗，效果不佳。（赵守真．治验回忆录．北京：人民卫生出版社,1962:22）

（1）诊断　膈间支饮证。

（2）分析与辨证　膈间有支饮，发为喘满，心下痞坚等症状，这是水停心下，上迫于肺所致；寒饮留伏于里，结聚不散，所以其脉沉弦；饮聚于膈，营卫运行不利，故面色黧黑。此已发病多日，曾经吐下诸法治疗，病仍不愈，这是支饮的重证，而且病情虚实错杂。

（3）立法处方

治法：消痞散结，温阳行水。

处方：木防己汤。

防己 12g，党参 12g，石膏 18g，桂枝 6g，茯苓 15g。

服用七剂后，患者喘平，夜能成寐，胸膈略舒，舌现和润，精神转佳，食亦知味。

（4）相关知识　方中防己转运胸中之水以下行；桂枝温阳，两者相伍一苦一辛，行水饮而散结气，可使心下痞坚消散；石膏辛凉以清郁热，其性沉降，可以镇饮邪之上逆；人参扶正补虚，以恐胃气之伤，阳气之弱。服药之后，能得痞坚虚软，这是水去气行，结聚已散，病即可痊愈。若仍痞坚结实，是水停气阻，病情仍多反复，再用此方，不能胜任，应于原方中去石膏之辛凉，加茯苓以导水下行，芒硝以软坚破结，方能更合病情。

2. 方源与拓展应用

膈間支飲，其人喘滿，心下痞堅，面色黧黑，其脈沉緊，得之數十日，醫吐下之不

愈，木防己湯主之。虚者即愈；實者三日復發，復與不愈者，宜木防己湯去石膏加茯苓芒硝湯主之。(24)

木防己湯方：

木防己三兩　石膏十二枚（如雞子大）　桂枝二兩　人參四兩

上四味，以水六升，煮取三升，分溫再服。

木防己去石膏加茯苓芒硝湯方：

木防己　桂枝各二兩　人參　茯苓各四兩　芒硝三合

上五味，以水六升，煮取二升，去滓，內芒硝，再微煎，分溫再服，微利則愈。

以上两方皆寒热并行，补利兼施，适宜于病程较长，实中有虚，寒饮夹热，病情复杂者，临床治疗慢性出血性心力衰竭，如扩张型心肌病、冠心病、肺心病、尿毒症等合并的心衰效佳。

(二) 支饮冒眩病

1. 实训病案

朱某，男，50 岁。患者头目冒眩，终日昏昏沉沉，如在云雾之中，且两眼懒睁，两手发颤，不能握笔写字，脉弦而软，舌肥大异常，苔呈白滑而根部略腻。[刘渡舟. 谈谈《金匮》泽泻汤证. 中医杂志，1980,21 (9)：17]

(1) 诊断　支饮冒眩。

(2) 分析与辨证　此证因饮停于中，升降受阻，浊阴不能下行，清阳不能上达，因而出现头目冒眩，但无喘满、咳逆，故属支饮轻证，病机为脾虚饮泛，蒙蔽清阳。

(3) 立法处方

治法：渗利饮邪。

处方：泽泻汤。

泽泻 24g，白术 12g。

服用两剂后，自觉周身与前胸后背絷絷汗出，以手拭而有黏感，此时身体变爽，如释重负，头清目亮，冒眩立减。又服用两剂后，继续出此小汗，其病从此而愈。

(4) 相关知识　水饮停于胸膈胃脘，阻碍阴阳的升降，使清阳不能上达头目，浊阴反上扰清空之位，故其人头目冒眩。因只谓冒眩，未见咳逆倚息等症状，表明饮邪尚未波及于肺，尚属支饮轻证。宜利水祛饮健脾，方用泽泻汤。方中重用泽泻利水渗湿祛饮，以导浊阴下行；白术健脾燥湿，意在培土以绝饮停之源。二药合用，使水饮下走，新饮不生，则清阳上达，眩冒自愈。此外，泽泻渗利作用较强，剂量可作适当调整，如果泽泻用量偏重，利尿太过，易伤元气。

2. 方源与拓展应用

心下有支飲，其人苦冒眩，澤瀉湯主之。(25)

澤瀉湯方：

澤瀉五兩　白术二兩

上二味，以水二升，煮取一升，分溫再服。

本方多用于治疗饮盛上泛，蒙蔽清窍所致的眩晕病，尤其对梅尼埃综合征所致眩晕及老年脑性眩晕效佳。本方加味亦可治疗高血压病、高脂血症、发作性嗜睡病、特发性水肿、化脓性中耳炎等。

（三）支饮胸满病

1. 实训病案

何某，男，71 岁。初诊：患者反复咳喘 27 年。近因受凉引发，咳吐稀痰量多，胸满憋闷，不能平卧，全身浮肿，心悸，小便短少。舌淡红，苔薄白，脉象弦数。［刘伟.《金匮要略》厚朴大黄汤辨识. 北京中医学院学报，1989，12（1）：23］

（1）诊断　支饮腹满。

（2）分析与辨证　因为肺合大肠，饮热郁肺，肺气不宣，致使大肠气机阻滞。其病机为饮热郁肺，腑气不通，故用厚朴大黄汤理气逐饮，荡涤实邪。

（3）立法处方

治法：疏导肠胃，荡涤实邪。

处方：厚朴大黄汤。

厚朴 30g，大黄 16g，枳实 9g。

服用一剂后，喘促大减，并解水样大便五次，量约三痰盂，余症减轻。

（4）相关知识　方中厚朴下气除满涤饮为主药；大黄荡热行滞，以开邪去之路为辅药；枳实破结导滞消饮为佐药。三药合用，使饮热下走，结开气行，则胸满、腹满可愈。本方药物与小承气汤、厚朴三物汤相同，而分量不同，本方重用厚朴、大黄在于治痰饮结实，有开痞满、通大便的功效。同时注意，如果患者体质虚弱，则非大实大虚不宜用，且服药后腹泻者应减量。

2. 方源与拓展应用

支飲胸滿者，厚朴大黃湯主之。(26)

厚朴大黃湯方：

厚朴一尺　大黃六兩　枳實四枚

上三味，以水五升，煮取二升，分溫再服。

本方可用于饮邪壅肺，兼胃肠实热内结之急性支气管炎、慢性支气管炎合并感染、胸膜炎、心包炎、胃痛、腹痛等。

（四）支饮不得息病

1. 实训病案

张某，女，61 岁。患者患咳嗽病多年，每年秋冬发作，虽经治疗，但逐年加重。现患者慢性病容，神气衰微，萎靡不振，胸满咳喘，呼吸困难，不能平卧，口吐稀涎，咽干不欲饮，心悸，食欲不振，咯大量黄黏痰，小便不利，大便干燥，舌质红干无苔，脉弦细而疾。［吴立诚. 葶苈大枣泻肺汤的临床应用. 辽宁医学杂志，1976（2）：31］

（1）诊断　支饮喘息不得息。

（2）分析与辨证　此病案为支饮在肺的证治。肺气壅塞，痰浊内阻，心血瘀滞，虚实错杂，肺心同病。支饮阻于胸膈，痰涎壅塞，肺气不利，致胸闷喘咳，呼吸困难等症状。治用葶苈大枣泻肺汤，泻肺气之闭，以逐痰饮。

（3）立法处方

治法：破肺脏之郁结，以逐其邪。

处方：葶苈大枣泻肺汤。

葶苈 10g，大枣 12 枚。

水煎服，每日三次。经服两剂，疗效显著，咳嗽、喘、心跳、气短好转大半。继服四剂后能平卧，全身水肿消除。

（4）相关知识　方中葶苈泻肺下气，破水逐饮，令肺通畅，则气行水降；大枣重用，安中护正，并缓解葶苈峻猛之性，以防伤正之弊。

2. 方源与拓展应用

支飲不得息，葶藶大棗瀉肺湯主之。方見肺癰中。（27）

本方适用于水饮壅盛、犯肺凌心之证。多用于治疗胸腔积液、小儿肺炎、百日咳综合征等，亦有医家以该方治疗艾滋病卡氏肺孢子虫肺炎的急症期、类风湿所伴的肺间质纤维化和胸膜病变等。

（五）支饮呕吐病

1. 实训病案

案例一：王某，女，53 岁。患者形体肥胖，眩晕 3 天，呕吐频繁，呕吐物俱是清水涎沫，量多，口不渴，合目卧床，稍转动便感觉天旋地转，苔白而腻，脉沉软滑。[姚立丹，陈苏. 眩晕十则. 中医杂志，1980（7）：16]

（1）诊断　支饮呕吐。

（2）分析与辨证　此证属水饮停胃，浊邪犯上，清窍不清。呕吐多伤津液，应当作渴，但痰饮呕吐而作渴者，是饮随呕去，可知病欲解；若吐后而不渴者，则知水饮仍停留于心下，呕吐虽可排出部分水饮，而支饮并未消除，故反不渴。治以小半夏汤和胃止呕，散饮降逆。本方专以治呕，故被后世医家看做治呕的祖方。

（3）立法处方

治法：和胃化饮，饮化浊降。

处方：小半夏汤。

制半夏 12g，生姜 10g。

服药两剂后，患者眩晕，呕吐均止。

（4）相关知识　方中半夏温燥化饮，生姜辛散开结，二药又皆能降逆止呕，二者合用，使饮去结开，胃气和降，则呕自止。《金匮》中言，"用水七升，煮取一升半"，意在久煎浓煎，既可减轻半夏的毒性，又能加强二药化饮降逆的作用。

案例二：格桑某，女，30 岁。初诊：患者饮食生冷，诱发胃脘痛，吐清水痰涎，畏寒，痛时喜温喜按，心下痞满，悸动不安，头目昏眩，吞酸嗳气，口不渴，喜热饮，

舌苔白，脉微沉紧。[王子德. 小半夏加茯苓汤临床应用探讨. 四川中医，1983 (2)：26]

（1）诊断 痰饮呕吐眩悸。

（2）分析与辨证 此证属过食生冷，寒积于中，阳气不振，寒邪犯胃所致。饮停于胃，则胃失和降，反而上逆，故每突然发生呕吐；由于水饮停积，故心下痞满；清阳不升，则头目昏眩；水上凌心，则心下悸。凡此诸变，皆属膈间有水之故，而呕吐为其主证。

（3）立法处方

治法：温胃散寒，祛痰止痛，引水下行。

处方：小半夏加茯苓汤。

茯苓30g，半夏40g（先煎半小时），生姜30g。

服药四剂后诸症状全部消失而愈。

（4）相关知识 方中用温燥的半夏温化寒饮，降逆和胃；以辛温的生姜宣阳化饮，和胃止呕；再用甘淡的茯苓利水消饮，宁心安神。三药相协，使寒饮得去，气机调和，则诸症状自愈。本方与小半夏汤皆可治饮病呕吐，但本方证可见心下痞、眩悸，且又多一味茯苓，可见本证较小半夏汤证病情为重，其化饮之力胜于小半夏汤。

2. 方源与拓展应用

呕家本渴，渴者為欲解。今反不渴，心下有支飲故也，小半夏湯主之。《千金》云：小半夏加茯苓湯。（28）

小半夏湯方：

半夏一升　生薑半斤

上二味，以水七升，煮取一升半，分温再服。

本方为止呕之祖方，尤善于治疗饮停于胃所致的呕吐，如急慢性胃炎、肝炎、胰腺炎、胆囊炎、梅尼埃综合征、尿毒症等所致呕吐，以及妊娠期呕吐、术后呕吐、神经性呕吐等。

（六）支饮咳嗽病

1. 实训病案

宋某，男，18岁。初诊：患者7天前感冒，形寒发热，体温39℃，流涕，稍咳，痰少，咽喉不适，声音嘶哑，呼吸时胸痛，服退热剂体温不退。[钟梅泉. 十枣汤治疗渗出性胸膜炎疗效初步的观察. 中医杂志，1959 (3)：45]

（1）诊断 悬饮。

（2）分析与辨证 悬饮即"饮后水流在胁下，咳唾引痛"之证。饮邪既结，治当破积逐水，故用十枣汤主之。方中甘遂、芫花、大戟味苦峻下，但峻下之剂，损伤正气，故佐以大枣十枚，安中而调和诸药，使下不伤正。

（3）立法处方

治法：逐水祛饮。

处方：十枣汤。

大戟、芫花、甘遂等分研末装胶囊，大枣 5 ~ 10 枚煎汤。6 天为一个疗程，诸症状消失。休息 3 个月康复。

（4）相关知识　本方具有攻逐水饮之功，方中芫花能破水饮之窠囊，甘遂能泻诸经隧之水湿，大戟能泻诸脏腑之水湿。三者合用，攻逐之力甚猛，能使结聚于胁下的水饮从二便而去。然而攻逐虽能祛邪，也必然会伤正。故用肥大枣十枚以顾护脾胃，并缓减芫花、大戟、甘遂诸药的毒性。尽管本方配伍了护正顾胃的大枣，但毕竟属于攻下峻剂，所以使用时，必须慎重。在服药时间与方法上主张"平旦温服之"。"平旦"即清晨，此时犹一日之春，正是阳气生发，邪气衰退之时，故乘势温服下攻逐饮邪的十枣汤，以有助于水饮的祛除，又减少对正气的克伐。对于服药后的反应也要仔细观察，如果服药当日未见泻下，次日可加服半钱匕。若药后泻下者，则应食粥以调养脾胃。

2. 方源与拓展应用

咳家其脉弦，为有水，十棗湯主之。方見上。（32）

夫有支飲家，咳煩，胸中痛者，不卒死，至一百日或一歲，宜十棗湯。方見上。（33）

本方临床多用于治疗胸膜腔积液、肾炎水肿、肝硬化腹水、胃酸过多证等见悬饮症状者。

（七）随证施治

1. 实训病案

柴某，男，53 岁。初诊：患者患哮喘 10 余年，天冷遇水则喘更甚，近因感冒而复发哮喘，气喘憋闷，耸肩提肚，咳吐稀白之痰，夜晚加重，不能平卧，舌苔水滑，脉弦，寸有弦象。（刘渡舟. 刘渡舟临证验案精选. 北京：学苑出版社，1996：18）

（1）诊断　支饮。

（2）分析与辨证　此病案为外寒引动内饮的支饮证治。咳逆倚息，不得卧，为支饮的主证。由于上焦素有停饮，复又外感寒邪，内饮外寒，互相搏击，发为本病。故用小青龙汤解外寒而除内饮。

（3）立法处方

治法：温饮散寒。

处方：小青龙汤。

麻黄 9g，桂枝 10g，干姜 9g，五味子 9g，细辛 6g，半夏 14g，白芍 9g，炙甘草 10g。

（4）相关知识　小青龙汤发散力大，能上耗肺气，下拔肾根，虚人误服，可出现手足厥冷，气从少腹上冲胸咽，其面翕热如醉状等副作用。因此，本方当中病即止，不可久服。一旦病情缓解，即改用苓桂剂类温化寒饮。

2. 方源与拓展应用

咳逆倚息不得臥，小青龍湯主之。方見上及肺癰中。（35）

小青龙汤治疗外寒内饮咳嗽，恶寒身热，或不发热，往往痰白清稀量多，胸闷喘促，苔白滑，脉弦或浮紧等。所以临床多用于急性支气管炎、老年慢性支气管炎急性发作、肺炎、支气管哮喘、肺心病、过敏性鼻炎等。

变证举例：自此以下五条，在《金匮要略》原文中，仲景是采用病案形式论述体虚支饮咳喘服用小青龙汤后的变化，以及相应的治疗法则，强调证变法变，药随证转。

一变：

青龍湯下已，多唾口燥，寸脈沉，尺脈微，手足厥逆，氣從小腹上衝胸咽，手足痹，其面翕熱如醉狀，因復下流陰股，小便難，時復冒者，與茯苓桂枝五味甘草湯，治其氣衝。（36）

桂苓五味甘草湯方：

茯苓四兩　桂枝四兩（去皮）　甘草三兩（炙）　五味子半升

上四味，以水八升，煮取三升，去滓，分温三服。

患者服用小青龙汤后，痰唾多而口干燥，自觉气从小腹上冲胸咽，四肢厥逆，面热如醉状，小便困难，时作昏冒，脉沉弱。

治法：温阳化饮，止冲降逆。

处方：桂苓五味甘草汤

此证属水饮夹冲气上逆。本方论述体虚的支饮咳嗽服小青龙汤后变化的相应治法。论述服用小青龙汤后发生冲气的证治。咳逆倚息不得卧的支饮之证，服小青龙汤以后，痰唾多而口干燥，为寒饮将去之象。但由于其人下焦阳虚，支饮上盛，是一种下虚上实之证，所以脉沉弱，而且四肢厥逆。这种病情，虽然寒饮在于上焦，但不能仅用温散之剂，因为温散易于发越阳气，影响冲脉，滋生变端，必须兼顾下焦，始为虚实两全之策。服小青龙汤后，固然寒饮得以暂解，但虚阳亦随之上越，冲气反而上逆，出现种种变证，如气从小腹上冲，直至胸咽，四肢厥逆，其面热如醉状等。由于冲脉为病是时发时平的，所以冲气有时又能还于下焦，但冲逆则一身之气皆逆，所以下则小便困难，上则时作昏冒。当此之时，宜急于敛气平冲，方用桂苓五味甘草汤，使上冲之气平，然后再议他法。方中桂枝、甘草辛甘化阳，以平冲气；配茯苓引逆气下行；用五味子收敛耗散之气，使虚阳不致上浮。

本方适宜于由阳虚饮停，引发冲气上逆的一些病证，可用于治疗低血压、植物神经功能紊乱、肺气肿、肺不张、肺心病、充血性心力衰竭、癔症、哮喘等。

二变：

衝氣即低，而反更咳、胸滿者，用桂苓五味甘草湯，去桂加乾薑、細辛，以治其咳滿。（37）

苓甘五味薑辛湯方：

茯苓四兩　甘草　乾薑　細辛各三兩　五味子半升

上五味，以水八升，煮取三升，去滓，温服半升，日三服。

患者服药后，冲气已平，支饮又发，见咳嗽，胸满等症状。

治法：温肺散寒，调饮止咳。

处方：桂苓五味甘草汤去桂加干姜、细辛。

本方承上方，继续论述冲气已平，支饮复作的治法。服用前方后，冲气即见下降，但咳嗽、胸满之症状又复发作，这是冲逆虽平，而支饮又发，治宜除饮治咳，用苓甘五味姜辛汤。因冲气已平，故不须桂枝，但咳满又加，故用干姜、细辛以散寒泄满，合五味子以化饮止咳。前述支饮兼冲气上逆的变证，服用桂苓五味甘草汤后，冲气得以平逆，然而胸膈中的寒饮尚未去，饮邪内动，胸阳被遏，肺失清肃，所以出现咳嗽、胸满。此时无须平冲降逆，而应温肺散寒，调饮止咳，故用桂苓五味甘草汤去桂加干姜、细辛治疗。因本证冲气已平，故于桂苓五味甘草汤中去掉平冲降逆的桂枝，加以功擅温肺散寒、化饮止咳的干姜、细辛，仍用茯苓渗利，以使邪从下出，并取酸收的五味子与辛开的干姜、细辛相伍，一开一合，有利于肺气的宣降，甘草与茯苓相伍，又可培土制饮。诸药同用，使寒饮得调，胸阳舒展，肺气宣降复常，则咳、满可除。

本方适宜于寒饮蕴肺，体质偏虚之咳喘证，可用于治疗慢性阻塞性肺病、哮喘、感冒后顽固性咳嗽、慢性肺心病心力衰竭等。

三变：

咳满即止，而更復渴，衝氣復發者，以細辛、乾薑為熱藥也。服之當遂渴，而渴反止者，為支飲也。支飲者，法當冒，冒者必嘔，嘔者復內半夏，以去其水。(38)

桂苓五味甘草去桂加薑辛半夏湯方：

茯苓四兩 甘草 細辛 乾薑各二兩 五味子 半夏各半升

上六味，以水八升，煮取三升，去滓，温服半升，日三服。

患者服药后，头目冒眩，口不渴，时时呕吐。

治法：温肺散寒，化饮降逆。

处方：桂苓五味甘草去桂加姜辛夏汤。

此承上方服苓甘五味姜辛汤后的转归及支饮冒呕的治疗。服苓甘五味姜辛汤后，寒饮得以温散，未再犯逆射肺，故咳喘解除，此为姜、辛的功效已著，病情缓解，为好转现象。此时，病情可有两种转归，一种是出现口渴，并见冲气复发。这是由于苓甘五味姜辛汤属辛温之剂，尤其是方中干姜、细辛为温热之品，若服用过多，则易于化燥伤津致渴，辛热太过又可耗散阳气，引动冲气复发。此种变化自当酌用苓桂味甘汤以治之。另一种是口不渴。如其为热药之变，当口渴不止，今反止者，这是支饮未愈的缘故。既然饮邪仍在，就会妨碍阴阳的升降，若清阳不升，则头目冒眩，浊阴上逆，则必呕。总由胸膈支饮扰及于胃所致。对此，应于前方中加半夏以祛除饮邪。本方是由苓甘五味姜辛汤加味组成。方中减轻了甘草、干姜、细辛的用量，减甘草是防其甘缓滞中，对呕吐不利，减干姜是防其过于辛热化燥。然而，本方温化寒饮之力并不逊于苓甘五味姜辛汤，因为方中还加了一味辛温的半夏，该药既能降逆止呕，又可增强全方温化寒饮的作用。

本方可治疗阳虚兼寒饮蕴肺而见咳嗽、气喘、咳吐清稀白痰、胸闷脘痞、苔白滑或白腻、脉弦滑等症状者，又用于慢性支气管炎、哮喘、肺气肿、肺心病心衰等。

四变：

水去嘔止，其人形腫者，加杏仁主之。其證應內麻黃，以其人遂痹，故不內之。若逆而內之者，必厥，所以然者，以其人血虛，麻黃發其陽故也。(39)

苓甘五味加薑辛半夏杏仁湯方：

茯苓四兩　甘草三兩　五味半升　乾薑三兩　細辛三兩　半夏半升　杏仁半升（去皮尖）

上七味，以水一斗，煮取三升，去滓，溫服半升，日三服。

患者服药后，呕吐止，但手足麻痹，形肿。

治法：温化寒饮，宣利肺气。

处方：苓甘五味加姜辛夏杏仁汤。

本方承上方论述水去形肿的治法。服苓甘五味姜辛半夏汤后，胃中寒饮得以温化，故呕吐停止，此为里气转和之象，但患者胸膈间的支饮尚未尽去，肺气不利，卫气郁滞，饮邪泛滥于外，故出现形体浮肿。治宜宣肺散水，俾肺气宣通，水道通调，泛滥之饮邪即可消散，形肿遂除。故于前方中加杏仁一味。然而，此证若论本证水饮泛滥，肺卫气滞的机制，本应该用麻黄宣肺散水，但是本例患者已有气血俱虚，手足麻痹的现象，所以不能用麻黄。若不顾其气血两虚的病情使用麻黄，必然会因麻黄的峻猛升泄发散，更伤气血，导致厥逆。本方是在苓甘五味姜辛半夏汤的基础上加杏仁组成的。因本证属寒饮在胸肺，肺卫不利，故除新增一味杏仁宣肺利气外，还将方中干姜、细辛的用量又各自增加，意在加强本方辛温宣散的力量。诸药合奏温化寒饮，宣利肺气的功效，主治支饮形肿者。

本方可用于咳嗽、气喘、胸闷、咳吐稀白痰涎，或伴颜面、肢体浮肿，舌淡苔白，脉弦等素体阳虚，寒饮蕴肺，肺失宣降所致咳喘者。还用于间质性肺炎、支气管哮喘、中晚期肺癌、肺心病、风心病、渗出性胸膜炎等病。

五变：

若面熱如醉，此為胃熱上衝熏其面，加大黃以利之。(40)

苓甘五味加薑辛半杏大黃湯方：

茯苓四兩　甘草三兩　五味子半升　乾薑三兩　細辛三兩　半夏半升　杏仁半升　大黃三兩

上八味，以水一斗，煮取三升，去滓，溫服半升，日三服。

患者服药后，前之症状悉俱，又兼有面热如醉。

治法：苦寒泄热。

处方：苓甘五味加姜辛夏杏大黄汤。

本方承上方，病属于胃热上冲，饮邪夹热，治宜温散寒饮为主，兼以清泄胃热，故于苓甘五味姜辛半杏汤中加入一味大黄，以苦寒泄热。

本方可适宜于寒饮蕴肺，兼夹胃热而体虚之证，可用于治疗慢性支气管炎急性发作、过敏性哮喘、过敏性鼻炎、肺气肿、癫痫大发作等患者服药后，前之症状悉俱，又兼有面热如醉者。

从以上五个变证的治疗可以看出，在临床实践中，不能胶柱鼓瑟、生搬硬套，应谨守病机，各司其属，抓住根本，证变法变，药随证转，总以调阴阳和气血，务使升降出入之机协调，阴平阳秘，邪去正安。

【实训小结】

1. 本篇论述痰饮病和咳嗽证，重点在于痰饮，咳嗽仅为痰饮病过程中的一个症状，并不包括其他原因所致的咳嗽。因咳嗽为支饮的主要症状之一，故列于篇名以提示重点。

2. 痰饮病的形成与肺失通调、脾失健运、肾阳不足相关，主责之于脾。脾属土而居中央，脾阳不运，土虚不能制水，水液停聚而成痰饮。

3. 痰饮有广义、狭义之分。篇题所指的痰饮属于广义，它依据水液停聚人体的部位及症状的不同，又可分为饮停肠胃的狭义痰饮，饮停胁下的悬饮，饮溢体表四肢的溢饮，以及饮停胸膈的支饮。四饮分类清晰，又互相影响。此外，依据饮邪之轻重深浅又有留饮、伏饮和微饮之别。痰饮的病情虽有上下内外之别，然其临床症状不外呕、咳、喘、满、痛、肿、悸、眩等。

4. 痰饮为本虚标实之证，其治疗原则为"当以温药和之"。饮为阴邪，非阳不化，故以温化为正治法，又因饮病变化多端，饮邪有上下内外之分，又具体有发汗、攻下、利小便等法。篇中提出苓桂术甘汤、肾气丸健脾温肾，为治本之法；饮邪上犯，用小半夏汤、小半夏加茯苓汤、葶苈大枣泻肺汤以治其标；兼表里证，用大小青龙汤以发汗；饮在下焦，用泽泻汤、五苓散以利小便；饮邪深痼难化，用十枣汤、甘遂半夏汤以逐其水，用厚朴大黄汤、己椒苈黄丸以祛其实；痰饮久留，每多虚实错杂，用木防己汤、木防己去石膏加茯苓芒硝汤以攻补兼施；治疗支饮的小青龙汤又可治疗溢饮，体现了异病同治原则。

【思考题】

1. 何谓四饮？试述其不同病位、病机及主证。
2. 如何理解治疗饮病"当以温药和之"的原则？
3. 甘遂半夏汤的配伍特点怎样？如何应用？
4. 葶苈大枣泻肺汤为何既治肺痈，又治支饮？试分析说明之。
5. 己椒苈黄丸的配伍特点怎样？它与甘遂半夏汤、五苓散如何鉴别应用？
6. 十枣汤的配伍特点怎样？如何理解其对悬饮与支饮的异病同治？
7. 试述猪苓汤与五苓散二方证的异同？

第十二节　消渴小便不利淋病

一、消渴

消渴病是以口渴多饮，多食易饥，小便频数，久则身体消瘦为临床特征的一种疾病。其病因病机多由胃热、肾虚及肺胃津伤所致，故治疗上可采用温补肾阳，清热生津等方法。

（一）肺胃热盛，津气两伤

1. 实训病案

邹某，女，48 岁。家中连遭不幸，日久症见口干舌燥，渴喜冷饮，饮不解渴，日饮水量达 18000ml（8 热水瓶），小便量多，但明显少于饮水量，胸中灼热，如炉火烘烤，心烦，常欲到野外奔跑，纳食正常，大便调，舌质红，苔薄黄而干，脉滑数。尿糖（－），血糖正常，禁饮试验有反应。[冯军安，刘瑞珍．白虎加人参汤治疗上消举隅．陕西中医，1998，19（7）：328]

（1）诊断　消渴属热盛伤津。

（2）分析与辨证　消渴患者，必渴欲饮水，若饮水后仍然口干舌燥，是肺胃热盛，津气两伤之候。热能伤津，亦易伤气，气虚不能化津，津亏无以上承，所以口干舌燥而渴。

（3）立法处方

治法：清热生津。

处方：白虎加人参汤。

生石膏 100g，知母 30g，天花粉 30g，粳米 30g，甘草 10g，党参 15g。

每日一剂，水煎服。服上方五剂，诸症状减轻，饮水量减至每日约 6000ml。上方生石膏减至 60g，继用五剂，诸症状基本消失，饮水量接近正常。改用沙参麦冬汤加生石膏 30g 调理而愈，随访五年无复发。

（4）相关知识　本案患者除具有白虎汤证的特点外，其口渴程度十分突出，因此要在白虎汤中再加入人参，而成白虎加参汤。胃为水谷之海、营卫之源，人参补中益气，为治津枯而渴的要药。临床上白虎汤证和白虎加人参汤证的主要区别除了口渴的程度外，还要注意后者有时还会出现恶风的情况。

2. 方源与拓展应用

渴欲饮水，口乾舌燥者，白虎加人參湯主之。方見中暍中。（12）

白虎加人參湯方：

知母六兩　石膏一斤（碎）　　甘草二兩　粳米六合　人參三兩

上五味，以水一斗，煮米熟湯成，去滓，溫服一升，日三服。

本方常用于热性病、中暑等引起的高热、烦渴和脑病。糖尿病、甲状腺功能亢进等引起烦渴、脉洪大等也可应用此方治疗。

（二）肾气亏虚

1. 实训病案

欧某，女，31 岁。头晕目眩，肢体消瘦，精神倦怠，四肢无力，多食善饥，口渴饮热，多饮多尿，尿如米泔，下肢关节酸痛，腓肠肌胀痛，舌苔白，脉沉细。（李克光．金匮要略讲义．上海：上海科学技术出版社，1985：151）

（1）诊断   下消。

（2）分析与辨证   证属肾阳虚而致的下消证。因肾虚阳气衰微，既不能蒸腾津液以上润，故口渴，又不能化气以摄水，故小便量多如米泔。

（3）立法处方

治法：温补肾阳。

处方：肾气丸加减。

熟地 30g，怀山药 15g，茯苓 10g，山萸肉 12g，丹皮 3g，泽泻 6g，附片 10g，上桂 3g，加猪胰一具同煎。

服十剂，诸症状减轻，再服十剂，尿糖消失，血糖正常。

（4）相关知识   本案患者口渴喜饮，小便量多，为肾阳衰弱，不能蒸化津液所致，治以补肾温阳，化气生津，用金匮肾气丸。

2. 方源与拓展应用

男子消渴，小便反多，以饮一斗，小便一斗，肾氣丸主之。（3）

本方可用于糖尿病、甲状腺功能低下、慢性肾炎、肾上腺皮质功能减退及支气管哮喘等属于肾气不足者。

二、小便不利

小便不利，指小便短少或尿出不畅，是许多疾病过程中的一个症状。由于病因病机不同故所出方治亦异。

（一）膀胱气化不利

1. 实训病案

吉某，男，36 岁。发热，继以腹泻，日夜十余次之多，伴有腹鸣，纳少欲呕，旋忽小便不畅，渐至少腹胀。住本院观察室一昼夜，经治疗腹泻渐止，而少腹胀，尿少依然，烦渴引饮，水入即吐，体温 38.1℃，脉浮弦滑，舌苔薄白腻。[陈伯涛. 五苓散治疗蓄水证. 江苏中医药，1980（5）：16]

（1）诊断   小便不利。

（2）分析与辨证   患者表邪未解，膀胱气化受阻，水不下输，则小便不利，进而胃中停水，津不上布而口渴，饮水则拒而不纳，故水入则吐。故此证属气不化津的小便不利。

（3）立法处方

治法：温阳化气，利水渗湿。

处方：五苓散加减。

炒白术 9g，云茯苓 12g，猪泽泻（各）9g，川桂枝 5g，法半夏 9g，陈皮 7g，生知柏（各）6g，藿佩梗（各）6g，鲜荷叶一角。

两剂之后，越一日再诊时，患者主诉药后佳良，小溲畅通，小腹胀已好，服头煎药即有效，服二煎药病若失。苔脉均有起色，体温已趋正常，原方加进两剂以资巩固疗效。

（4）相关知识   本案患者，症见烦渴引饮，水入即吐，为典型的水逆之证，脉证结合，属太阳腑病蓄水证无疑，故用五苓散主之。

2. 方源与拓展应用

脈浮，小便不利，微热消渴者，宜利小便，發汗，五苓散主之。(4)

渴欲飲水，水入則吐者，名曰水逆，五苓散主之。方見上。(5)

本方对急慢性肾炎、胃肠炎、泌尿系感染、外伤性尿潴留、尿崩症等与膀胱气化不行相关的病证，均有较好疗效。

(二) 上燥下寒水停

1. 实训病案

袁某，女，59 岁。1980 年 10 月 6 日初诊：病人自感腰酸，小便短少色黄已经多年，多方治疗无效。现面、目、下肢水肿，腹胀不舒，头痛，小腹部寒冷如水浇。舌质红、边有齿痕，脉沉弦而细。(陈明.金匮名医验案精选.北京：学苑出版社，2001：387)

(1) 诊断 小便不利。

(2) 分析与辨证 肾主水而司气化，假若肾气不化，则小便短少而水气内停。此乃阳气不运所致，治拟通阳利水，用栝楼瞿麦丸法。

(3) 立法处方

治法：生津益阳，化气行水。

处方：栝楼瞿麦丸。

天花粉 9g，茯苓 12g，山药 12g，淡附子 4g，瞿麦 6g。

服药五剂，病人小便恢复正常，口渴好转，少腹寒冷也明显减轻。此后仍用原方续服七剂治愈。

(4) 相关知识 患者上见口渴，下见小便短少，小腹寒冷。经投栝楼瞿麦丸方，口渴减，小便利而腹中温，从而可以证实本方主治证中尚有"腹中寒冷"一证。

2. 方源与拓展应用

小便不利者，有水氣，其人若渴，栝樓瞿麥丸主之。(10)

栝樓瞿麥丸方：

栝樓根二兩　茯苓　薯蕷各三兩　附子一枚（炮）　瞿麥一兩

上五味，末之，煉蜜丸梧子大，飲服三丸，日三服；不知，增至七八丸，以小便利，腹中温為知。

本方为肾气丸的变制法，可用于治疗糖尿病、慢性肾炎、尿毒症、心源性水肿等。

(三) 湿热夹瘀，脾肾亏虚

1. 实训病案

案例一：钱某，男。腹如鼓，股大如五斗翁，臂如车轴之心，头面皆肿，遍体如冰，气咻咻若不续，见者皆曰必死。(曹颖甫.金匮发微.北京：学苑出版社，2008)

(1) 诊断 湿热夹瘀之小便不利证。

（2）分析与辨证　患者腹股肿胀、头面皆肿系脾肾亏虚，湿热夹瘀，津液失布，蕴于下焦；遍体如冰，气咻咻若不续为肾虚水液内停，气机痹阻，阳气不能外达所致。故此证属湿热夹瘀，脾肾亏虚。

（3）立法处方

治法：化瘀泄热利窍。

处方：蒲灰散。

干菖蒲一巨捆。

炽炭焚之，得灰半斤，随用滑石和研，用麻油调涂遍体，以开水调服3g，日3服。

（4）相关知识　以此案观之，蒲灰散利水之功甚佳。蒲灰，为大叶菖蒲烧灰。

二诊：明日肿减大半，益厚涂之，改服6g，日3服。3日而肿全消，饮食谈笑如常人。乃知经方之妙，不可思议也。

案例二：文某，男，40岁。1958年7月就诊。自诉从3月份起，小便微涩，点滴而出，至4月上旬溺时疼痛，痛引脐中，前医投以五淋散连服五剂无效。诊其脉缓，独尺部细数，饮食正常。［贺昌．膀胱结石三例治验．江西中医药，1959（10）：30］

（1）诊断　湿热瘀阻，脾肾亏虚小便不利证。

（2）分析与辨证　湿热夹瘀，脾肾亏虚。患者小便微涩，溺时疼痛，脉独尺部细数，此多因肾虚且膀胱有热所致。

（3）立法处方

治法：清热利湿，温肾健脾。

处方：茯苓戎盐汤、滑石白鱼散加减。

茯苓24g，白术6g，戎盐6g，化滑石18g，鸡肫皮6g（白鱼易鸡肫皮），冬葵子9g。

嘱患者连服八剂，日服一剂，每剂两煎，每次放青盐3g，煎成一小碗，每碗分两次服。忌鱼腥腻滞、辛辣之物。据患者自述吃完八剂后，中午时忽觉小便解至中途突有气由尿道中冲射而出，尿如涌泉，遂痛止神爽，病即若失。再诊其脉已缓和，尺部仍有弦数，此系阴亏之象，继以猪苓汤合芍药甘草汤育阴利小便而愈。

（4）相关知识　于此案观之，茯苓戎盐汤、滑石白鱼散治淋证偏于虚热者有良效。病无关血分，故去发灰，白鱼难觅，故亦去。

2. 方源与拓展应用

小便不利，蒲灰散主之；滑石白鱼散、茯苓戎鹽湯並主之。（11）

蒲灰散方：

蒲灰七分　滑石三分

上二味，杵為散，飲服方寸匕，日三服。

滑石白魚散方：

滑石二分　亂髮二分（燒）　白魚二分

上三味，杵為散，飲服方寸匕，日三服。

茯苓戎鹽湯方：

茯苓半斤　白术二兩　戎鹽（彈丸大）一枚

上三味，先将茯苓、白术煎成，入戎盐，再煎，分温三服。

以上三方多结合使用，可用于治疗急性肾盂肾炎、淋菌性尿道炎、诸淋证等。

（四）水热互结阴伤

1. 实训病案

高某，女。患者慢性肾盂肾炎长期反复发作。发作时高热、头痛、腰酸、腰痛、食欲不振、尿意窘迫、尿少，有不快与疼痛感。尿检：红细胞（＋），白细胞（＋），脓球（＋）。（中国中医研究院．岳美中医案．北京：人民卫生出版社，1978：16）

（1）诊断　水热互结阴伤，小便不利证。

（2）分析与辨证　此证属水热互结，郁热伤阴的小便不利。

（3）立法处方

治法：清热利水，滋阴生津。

处方：猪苓汤。

猪苓12g，茯苓12g，滑石12g，泽泻9g，阿胶9g（烊化）。

服两剂后热退、头痛解。服完五剂，诸恙悉除。后又以六味地黄丸加味善后。

（4）相关知识　对于水热互结，内热伤阴而引起的发热，口渴欲饮，小便不利，甚至尿血等，用猪苓汤皆能获得良效。

2. 方源与拓展应用

脈浮，發熱，渴欲飲水，小便不利者，猪苓湯主之。(13)

猪苓湯方：

猪苓（去皮）　茯苓　阿膠　滑石　澤瀉各一兩

上五味，以水四升，先煮四味，取二升，去滓，内膠烊消，温服七合，日三服。

本方适宜于水热互结，郁热伤阴，膀胱气化不行之证，可用于治疗肾积水、泌尿系统结石、尿血等。

【实训小结】

1. 本篇论述消渴、小便不利、淋病三种病证的辨证论治。

2. 消渴病是指以口渴多饮，多食易饥，小便频多，久则身体消瘦为特征的一种疾病，其发生关乎五脏，主要责之于心肺气血虚衰，胃热亢盛及肾虚，可分别称之为上、中、下消。临床表现，上消以"渴欲饮水，口干舌燥"为主要症状，可兼见尿多，可用白虎加人参汤益气生津，清热止渴。中消以消谷、溲数、便坚为主要症状，篇中未指出治法，后世医家多用调胃承气汤类通腑泄热。下消以多尿为主要症状，可兼见口渴，用肾气丸益肾增津摄水。此外，热性病过程中出现的"渴欲饮水不止"，当小便短黄而少，可用文蛤散生津止渴。

3. 小便不利，由于发病机理不同所出方治亦异。寒水互结之太阳蓄水证，可用五苓散通阳解表，化气利水；水热互结阴伤者，当以猪苓汤滋阴润燥，利水除热；肾阳虚，上寒下燥者，可用栝楼瞿麦丸温阳化气，蒸津利水；湿热夹瘀，可用蒲灰散、滑石白鱼散化瘀泄热，除湿利窍；脾肾两虚加湿热者，可用茯苓戎盐汤清利湿热，益肾健脾。

4. 至于淋病，篇中仅简略论述了石淋的典型证候，以及淋家禁汗的原则。只要病机相同，淋病治疗可用上述小便不利诸方，异病同治。

【思考题】

1. 试述消渴病的脉证、病因、病机。

2. 试述消渴病的辨证治疗。

3. 蒲灰散、栝楼瞿麦丸临床如何辨证选用？

4. 肾气丸与栝楼瞿麦丸均有温肾阳作用，为何一方用于小便反多，另一方用治小便不利？

5. 试比较五苓散证与猪苓汤证的异同点。

6. 淋病的主证是什么？哪些方剂可用于治疗淋病？

第十三节 水 气 病

一、风水

风水起于外邪袭表犯肺，肺气不宣，通调失职，以至于水湿泛滥于肌表，故病初有明显的表证，如脉浮，恶风，骨节疼痛等。

（一）风水表虚证

1. 实训病案

傅某，男，40岁。下肢沉重，胫部浮肿，累则足跟痛，汗出恶风，切其脉浮虚而数，视其舌质淡白，有齿痕。尿蛋白（＋＋＋＋），红细胞（＋），白细胞（＋），诊断为慢性肾炎。（中国中医研究院．岳美中医案．北京：人民卫生出版社，1978：23）

（1）诊断 风水表虚。

（2）分析与辨证 患者下肢沉重，是寒湿下注；浮肿，为水湿停滞；汗出恶风，是卫气虚，风伤腠理；脉浮虚数，为体虚表虚脉亦虚的现象。故此证属表虚风水。

（3）立法处方

治法：益卫固表，利水除湿。

处方：防己黄芪汤。

汉防己18g，生黄芪24g，生白术9g，炙甘草9g，生姜9g，大枣4枚。

水煎服，并嘱长期坚持服之。患者坚持服前方10个月，检查尿蛋白（＋）。又连续服用2个月，蛋白尿基本消失，一切症状痊愈。

（4）相关知识 本证为表卫虚弱，失于固密，虚而受风所致。表虚为本，风邪为标，恶风乃是自汗出的结果，一般多轻微短暂，故只须补气，即能托邪外出。临证若病人恶风较甚，或有明显的"伤风"症状，如咽痒、喷嚏等，亦可稍佐防风等祛风药祛风。

2. 方源与拓展应用

風水，脈浮身重，汗出惡風者，防己黄耆湯主之。腹痛加芍藥。（22）

防己黄耆湯方：

防己一兩　甘草半兩（炒）　白术七錢半　黄耆一兩一分（去蘆）

上剉麻豆大，每抄五錢匕，生薑四片，大棗一枚，水盞半，煎八分，去滓，溫服，良久再服。喘者，加麻黄半兩；胃中不和者，加芍藥三分；氣上衝者，加桂枝三分；下有陳寒者，加細辛三分。服後當如蟲行皮中，從腰下如冰，後坐被上，又以一被繞腰以下，溫，令微汗，差。

本方常用于治疗急、慢性肾炎偏于气虚者。还可用于治疗血栓性静脉炎、风湿性心脏病心功能不全、慢性肾性高血压、风湿和类风湿关节炎等。

（二）风水夹热证

1. 实训病案

史某，男，8岁。1个月前，感冒高热数日后，全身出现浮肿。经医院检查：尿蛋白阳性，白细胞阳性，颗粒管型1%～2%。诊为"急性肾小球肾炎"。服西药无效。现症见：头面四肢高度水肿，眼睑肿势尤甚，形如卧蚕，发热汗出，恶风口渴，咳嗽气短，心烦尿赤，舌质红，苔薄黄，脉浮数。[王明五．经方治疗风水．北京中医杂志，1985（5）：20]

（1）诊断　风水夹热。

（2）分析与辨证　患者周身浮肿，脉见浮数之象，舌质红为水饮内停，外邪郁表，郁久化热之症状，故诊为风水夹热。

（3）立法处方

治法：发汗利水，兼清郁热。

处方：越婢汤。

生麻黄10g，生石膏20g，炙甘草6g，生姜4片，大枣4枚，杏仁10g。

水煎服。服三剂后，浮肿渐消，咳嗽大减。

（4）相关知识　"恶风"为风水本有之主要症状，若服用越婢汤后，恶风不解或加剧，则是肾阳不足，故宜急加附子温阳固肾。所以，方后注"恶风加附子一枚"非常重要，可谓是使用越婢汤的关键所在。

2. 方源与拓展应用

風水惡風，一身悉腫，脈浮不渴，續自汗出，無大熱，越婢湯主之。（23）

越婢湯方：

麻黄六兩　石膏半斤　生薑三兩　大棗十五枚　甘草二兩

上五味，以水六升，先煮麻黄，去上沫，内諸藥，煮取三升，分溫三服。惡風者加附子一枚炮；風水加术四兩。《古今錄驗》

本方加减常用于治疗急性肾炎而见颜面肢体浮肿，恶寒发热，舌质红，脉浮者。

（三）正水

1. 实训病案

张某，女，23 岁，铁路工人。1975 年 6 月 16 日初诊。全身浮肿，尿少已 5 日，半月前感冒，咽喉痛，发热恶寒，近 5 日来尿少，腰痛，眼睑及两脚浮肿，日渐加重，纳呆。尿常规：蛋白（＋＋＋＋），白细胞（＋＋），红细胞（＋＋），管型（＋）。查体：两脚极度浮肿，内外踝看不见，皮肤发亮，皮肤皱纹消失，不能穿鞋，眼睑浮肿，舌淡，边有齿印，苔白滑，脉关滑，尺沉紧。（陈明．伤寒名医验案精选．北京：学苑出版社，1998：468）

（1）诊断　正水。

（2）分析与辨证　水肿病，其脉沉小，与少阴肾有关，是属正水，多为肾阳虚不能化气行水。此外，患者又有感冒、发热、恶寒等，为太少两感之正水病。

（3）立法处方

治法：解表温阳，化气祛水。

处方：麻黄附子汤。

麻黄 9g，炮附子 3g，炙甘草 6g。

服头剂后，夜间小便一痰盂，小腿和足部浮肿消去大半。服三剂后，浮肿全部消退，纳增，尿常规检查正常。追访一年无复发。

（4）相关知识　正水与风水的不同治法：正水与风水在治疗上均可使用汗法，但正水因其标本俱病，治疗须兼顾肾阳，温经发汗；风水则当祛风解表，宣肺发汗。

2. 方源与拓展应用

水之為病，其脈沉小，屬少陰；浮者為風；無水虛脹者，為氣。水，發其汗即已。脈沉者，宜麻黄附子湯；浮者，宜杏子湯。(26)

麻黄附子湯方：

麻黄三兩　甘草二兩　附子一枚（炮）

上三味，以水七升，先煮麻黄，去上沫，内諸藥，煮取二升半，溫服八分，日三服。

本方可用于治疗急性肾炎水肿、冠心病、心律失常等属阳虚而见四肢肿者。

二、皮水

皮水的形成，与肺失通调、脾失健运有关。症见肢体肿甚，按之没指。治疗上因水停肌肤，故用发汗法使水从肌表而出。

（一）皮水夹热证

1. 实训病案

宋某，男，19 岁。1966 年 7 月 26 日初诊。自 7 月 20 日始，出现咽痛、发烧、身冷、微咳，自服 APC 热不退，继尿红、尿少，于区医院诊治，仍以外感治疗，热仍不解，并出现眼睑浮肿、下肢浮肿、头痛，甚至一日无尿。体温 38℃ ~ 38.5℃。某医院查尿常规：尿蛋白（＋＋＋＋），白细胞满视野，管型 2 ~ 4 个。嘱其住院治疗，因无钱只注射一日消炎针，热减而诸症状未已。近症：面目及双下肢浮肿，头痛头晕，身热恶寒，腰微痛，小便黄少，舌苔白厚，脉细滑数。（冯世纶．经方传真．北京：中国中医药出版社，2008：95）

（1）诊断　皮水夹热。

（2）分析与辨证　本案患者感冒后出现面目及双下肢水肿，且仍有头痛头晕、发热恶寒等表证，故辨为皮水夹热。

（3）立法处方

治法：发汗解表利水。

处方：越婢加术汤。

麻黄六钱，生石膏二钱，生姜三钱，大枣四枚，炙甘草二钱，苍术四钱。

上药服两剂后，肿大减，尿量增加。服三剂后，肿全消。服六剂后，尿蛋白减为（＋），仍感腰痛、乏力，与柴胡桂枝干姜汤合当归芍药散。组成：柴胡三钱，黄芩三钱，花粉四钱，生牡蛎五钱，桂枝三钱，干姜二钱，当归三钱，白芍三钱，川芎三钱，泽泻三钱，苍术三钱，茯苓三钱，炙甘草二钱。服 1 个月，尿蛋白为（－），休息 1 个月即参加工作。1966 年 12 月 6 日复查尿常规正常，自感良好。

（4）相关知识　本方虽是发汗之剂，但是配伍精当，表现在麻黄与苍术的配伍上，二者相合，不仅可以行皮中之水，而且可抑制麻黄发汗太过，即所谓麻黄得术不致发汗太过，术得麻黄可并行表里之湿。

2. 方源与拓展应用

裏水者，一身面目黄腫，其脈沉，小便不利，故令病水。假如小便自利，此亡津液，故令渴也。越婢加术湯主之。方见下（5）

本方是治疗急性尿路感染，急、慢性肾盂肾炎的常用方剂，亦可用于治疗急性痛风性关节炎。

（二）表实皮水证

1. 实训病案

王某，男，3 岁。患儿一周前发热、咽痛，经治热退，因汗出过多，其母用凉毛巾揩之，次日下午患儿脸、睑部浮肿，某医院确诊为急性肾炎。用西药微效，转本院中医诊治，症见睑如卧蚕，全身浮肿，头面、下肢尤甚，其睾丸肿大如小杯，尿两日来几闭，不欲饮食，呼呼作喘。［顾兆农．提壶揭盖法治疗风水关格．中医药杂志研究，1984，1（1）：22］

（1）诊断　皮水。

（2）分析与辨证　患儿因外感发热，风寒犯表，服退热剂汗大出后，突遭凉遏，引起全身浮肿，此时已无郁热、无汗，证属《金匮》所云"气强则为水"、"风水相击"，属表实皮水范畴。

（3）立法处方

治法：宣肺利水。

处方：甘草麻黄汤。

麻黄15g，甘草15g。

水煎，频频少喂。患儿家长每十几分钟喂一匙，半剂尽，尿道口淋漓尿液；半小时后，第一次排尿；又45分钟，第二次排尿，此时喘促减。嘱尽剂，夜间服5～6次。次日清晨，其肿大消，身漐漐汗出，改培土利湿剂善后。

（4）相关知识　本方煎煮方法是先煎麻黄，后下甘草。实验发现，无论是单味还是复方，采用先煎麻黄法，其麻黄生物碱煎出量及煎出率均高于混合煎法，似可说明麻黄先煎，事出有因。

2. 方源与拓展应用

裏水，越婢加术湯主之，甘草麻黄湯亦主之。（25）

甘草麻黄湯方：

甘草二兩　麻黄四兩

上二味，以水五升，先煮麻黄，去上沫，内甘草，煮取三升，温服一升，重覆汗出，不汗，再服。慎風寒。

本方对肾小球肾炎初期，以及慢性肾盂肾炎属外有风寒、肺气郁滞之水气病证有效。

（三）气虚阳郁证

1. 实训病案

龚某，男，三岁半。1978年7月初诊。患慢性肾炎2年，住省医院确诊为"肾病综合征"，经较长时间激素治疗后仍有尿蛋白（＋＋＋），颗粒管型0～2个，肝肋下3.5cm，腹膨胀，腹水征（＋＋），便溏，有时完谷不化，颜面浮肿如满月，大腹便便，舌红，苔薄黄，脉细数。[徐克明. 运用防己茯苓汤的经验体会. 江西中医药,1981(4)：22]

（1）诊断　皮水。

（2）分析与辨证　本例患儿患肾病2年，伴有便溏，时有完谷不化，颜面浮肿，大腹便便，尿蛋白等脾虚表现，又伴有水肿，故辨为脾气虚弱，卫阳不振。

（3）立法处方

治法：振奋卫阳，健脾利水。

处方：防己茯苓汤加减。

防己10g，黄芪20g，茯苓20g，白术10g，泽泻10g，白茅根15g。

水煎服。本方加减服用二十余剂，尿蛋白（±～＋），浮肿、腹水明显减轻，完谷不化消失。再接上方加党参、仙灵脾等，服药四十余剂，腹水消失，肝脏回缩，每周复查尿蛋白均为阴性或痕迹。

（4）相关知识　本方与防己黄芪汤均可用治水气在表，但防己黄芪汤主要用于治疗表虚不固之风水，益卫固表，利水祛湿。本方则用于治疗阳虚失运之皮水，通阳化气，分消表里水湿。防己黄芪汤利水之力较本方略逊。

2. 方源与拓展应用

皮水為病，四肢腫，水氣在皮膚中，四肢聶聶動者，防己茯苓湯主之。(24)

防己茯苓湯方：

防己三兩　黃芪三兩　桂枝三兩　茯苓六兩　甘草二兩

上五味，以水六升，煮取二升，分溫三服。

本方加减可用于治疗慢性肾功能不全、肝硬化腹水、关节炎、营养不良性浮肿、肺心病伴心功能不全等属阳气不宜，水气泛滥者。

三、黄汗

黄汗病以汗出色黄如汁为主要症状。因其初起有发热、四肢头面肿等，故有必要注意与风水相鉴别。

(一) 营卫郁滞，湿热相遏证

1. 实训病案

丁某，女，55 岁。1980 年 8 月 8 日初诊。患者素体尚健，夏月参加田间劳动，经常汗出入水中，以贪图一时之快。于求诊前一周发现汗出色黄如山栀子色，整件白衬衫染成黄衬衫，汗出时用毛巾擦之宜同样黄染。因汗出色黄，持续不愈，恐患黄疸病而来院求治。据诉：自出汗以来，自觉全身骨节酸痛，尤以腰背为甚，容易烦躁，无故发怒，胸闷烦热，而风吹之又觉畏寒，伴头晕目眩，心悸怔忡，口淡无味，纳谷不馨，舌淡红少苔，脉细带数。查其衣衫汗渍，色正黄如黄柏汁。检尿双胆阴性。白细胞计数 5.2×10^9/L，中性粒细胞 0.72，淋巴细胞 0.28，血小板 1.14×10^9/L。血压：120/70mmHg。肝脾未及，心肺正常。[董汉良.黄汗治验案.上海中医药杂志,1984 (1)：6]

(1) 诊断　黄汗。

(2) 分析与辨证　患者有汗出入水的生活习惯，水湿侵犯经脉，阻碍营卫运行，营郁而为热，湿热交蒸，故汗出色黄；又有骨节酸痛，恶风寒，烦躁易怒，胸闷烦热，属营卫郁滞，湿热内蕴之象。

(3) 立法处方

治法：调和营卫，祛湿清热。

处方：黄芪芍桂苦酒汤加减。

黄芪 30g，白芍 20g，桂枝 10g，黄酒 1 匙（冲），牡蛎 30g，青蒿 10g。

五剂，水煎服。药后随访，汗出已无黄染。

(4) 相关知识　本方在调和营卫的基础上，祛除水湿，清解郁热。"古人称醋为苦酒，非另有所谓苦酒也"。醋有米制、大麦制，米醋性温，大麦醋性微寒用之较宜。

2. 方源与拓展应用

問曰：黃汗之為病，身體腫，發熱汗出而渴，狀如風水，汗沾衣，色正黃如蘗汁，脈自沉，何從得之? 師曰：以汗出入水中浴，水從汗孔入得之，宜耆芍桂酒湯主之。

（28）

黄耆芍藥桂枝苦酒湯方：

黄耆五兩　　芍藥三兩　　桂枝三兩

上三味，以苦酒一升，水七升，相和，煮取三升，温服一升，當心煩，服至六七日乃解。若心煩不止者，以苦酒阻故也。

本方可用于治疗偏表虚的多汗症，以及慢性肾炎、内分泌紊乱导致的水肿。汗多者加浮小麦、煅龙骨、煅牡蛎固表止汗；气虚甚者，加党参、黄芪益气固摄；肿甚者加车前子、茯苓通利水道。

（二）气虚湿胜阳郁证

1. 实训病案

希某，女，19 岁。初诊：患者因夏日搬迁新居，劳累过甚，汗出亦多，遂去江中游泳，归途又逢下雨，次日便觉周身不畅，身疼重，浮肿，头晕，烦躁不眠，小便不利，不恶风。现症见：全身发黄，伴有浮肿，两胫冷凉，胸中烦痛。舌质淡红，苔白腻，脉沉细。[秦书礼. 黄汗治验四则. 仲景学说与临床，1987（2）：26]

（1）诊断　黄汗。

（2）分析与辨证　患者周身不畅，身疼重，为水湿外伤肌肉；湿留关节，阳气郁于内，不能下达，则两胫冷凉；胸中烦痛，小便不利，舌苔白而腻，脉象沉细，为湿热内蕴。湿郁热蒸，故全身发黄。

（3）立法处方

治法：调和营卫，清热化湿。

处方：桂枝加黄芪汤加减。

桂枝 15g，黄芪 20g，甘草 10g，白芍 15g，生姜 3 片，大枣 4 枚。

水煎服。共服七剂，肿消黄退，诸症悉除。

（4）相关知识　对于黄汗病的治疗，后世除选用黄芪、芍药、甘草之外，常根据病情适当配伍茵陈、山栀、黄柏、白鲜皮、防己、赤苓、木通等，以增强清热利湿的作用，可供临床参考。

2. 方源与拓展应用

黄汗之病，兩脛自冷；假令發熱，此屬歷節。食已汗出，又身常暮盗汗出者，此勞氣也。若汗出已反發熱者，久久其身必甲錯；發熱不止者，必生惡瘡。若身重，汗出已輒輕者，久久必身瞤，瞤即胸中痛，又從腰以上必汗出，下無汗，腰髖弛痛，如有物在皮中狀，劇者不能食，身疼重，煩躁，小便不利，此為黄汗，桂枝加黄耆湯主之。（29）

桂枝加黄耆湯方：

桂枝　芍藥各三兩　甘草二兩　生薑三兩　大棗十二枚　黄耆二兩

上六味，以水八升，煮取三升，温服一升，須臾飲熱粥一升餘，以助藥力，温服取微汗；若不汗，更服。

本方常用于治疗黄汗病、黄疸病，以及植物神经功能紊乱等属卫阳虚弱，水湿外侵，营卫不和者。此外，尚可用于治疗荨麻疹、湿疹、反复呼吸道感染、夏季气虚感冒等。

四、气分

气分病是由于阳气衰微，大气不转所致，其与水病同出一源，只是在外候上有肿与胀、有形与无形之别，且可互相转化，如气分病经久不愈，可以转化为水病。

（一）阳虚阴凝证

1. 实训病案

董某，女，49岁。周身皮肤肿胀，随按随起，而无凹陷，腹部胀满尤为明显，更有奇者，肚脐周围出现如栗子大小包块十余个，按之软，随按而没，抬手又起，腹部皮肤发凉，间或嗳气上逆，面色黧黑不泽，舌苔白，脉沉无力。（刘渡舟.经方临证指南.天津：天津科学技术出版社，1992：124）

（1）诊断　气分病。

（2）分析与辨证　本例患者周身肿胀而以腹部胀满为甚，且伴有腹部发凉，另有脐周包块，此为阳虚阴凝，寒饮不消，积留于心下。与仲景"心下坚，大如盘，边如旋杯"表现有异而病机相同。

（3）立法处方

治法：温阳散寒，利气行水。

处方：桂枝去芍药加麻黄细辛附子汤加味。

桂枝9g，生甘草15g，大枣10枚，甘草6g，麻黄6g，细辛4.5g，附子9g，川椒3g。

三剂，水煎服。服后腹中气动有声，矢气甚频，腹胀随之消减，脐周之包块亦消，但腹中胀满尚未尽愈，改方用李东垣寒胀中满分消汤三剂而愈。

（4）相关知识　本证病在气分，而治以桂枝去芍药加麻辛附子汤，以辛甘化其阳气，使其阳气得助而振奋，周行于身，阴凝之邪得散而病解。此乃"阴阳相得，其气乃行，大气一转，其气乃散"的气分病治法的具体运用。

2. 方源与拓展应用

氣分，心下堅，大如盤，邊如旋杯，水飲所作，桂枝去芍藥加麻辛附子湯主之。(31)

桂枝去芍藥加麻黄細辛附子湯方：

桂枝三兩　生薑三兩　甘草二兩　大棗十二枚　麻黄　細辛各二兩　附子一枚（炮）

上七味，以水七升，煮麻黄，去上沫，內諸藥，煮取二升，分溫三服，當汗出，如蟲行皮中，即愈。

本方可用于治疗阳虚寒凝所致的水肿、痰饮、鼓胀、胃痛、痹证、喘证、感冒等。后世陈修园加入知母成为"消水圣愈汤"，称为治疗水肿之第一方。

（二）脾虚气滞证

1. 实训病案

谢某，男，48 岁。1990 年 10 月初诊。脘腹胀滞，食后为甚，自觉按之有坚实感，大便欠调，或难下或溏泄，苔厚，脉涩。西医诊为胃下垂，胃肠功能紊乱。［金国梁．何任研究和运用仲景方一席谈．江苏中医杂志，1994，15（7）：4］

（1）诊断　气分病。

（2）分析与辨证　脘腹胀满，食后更甚，大便不调，脉现涩象，乃是脾虚气滞所致。按之有紧实感，为脾弱致水气痞结于胃部，切合"心下坚，大如盘……枳术汤主之"。

（3）立法处方

治法：健脾化湿，行气消痞。

处方：枳术汤合补中益气汤。

枳实 12g，土炒白术 9g，补中益气丸 15g（包煎）。

服十剂复诊。上方服用三剂后即感脘腹胀滞减轻，大便日下已成形，服完十剂甚感轻舒。验不变法，原方在续七剂。

（4）相关知识　本方枳实白术之比约为 2：1，故重在破积滞，消痞气。宋代《全生指迷方》枳术汤中枳实与白术之比为 1：2，只是用麸炒，重在健脾化饮。《内外伤辨惑论》之枳术丸，枳实与白术等量，研极细末，"荷叶裹烧饭为丸"，主治饮食停滞脾胃，脘腹痞胀，有消食强胃、散痞除胀之功效，以缓治为其特点。

2. 方源与拓展应用

心下堅，大如盤，邊如旋盤，水飲所作，枳术湯主之。(32)

枳术湯方：

枳實七枚　白术二兩

上二味，以水五升，煮取三升，分温三服，腹中軟，即當散也。

本方常用于治疗胃下垂、慢性胃炎、消化不良等消化系统疾病。临床较少单独使用本方，常配于其他方中以治疗痰饮、胃痛、胁痛、眩晕、腹胀等。

【实训小结】

1. 本篇论述水气病的病机、辨证和治疗。水气病的形成，主要是阳气衰微，水停不化，因而泛滥全身，与肺、脾、肾三脏有着密切联系，而与三焦、膀胱也有不可分割的关系。

2. 本篇根据水气病的不同脉证和原因，提出了风水、皮水、正水、石水、黄汗五种类型。继又根据水气病形成的内脏根源，论述了肝水、心水、脾水、肺水、肾水的临床特征。前五种水气类型与五脏水之间，有着密切的内在联系，辨证时应该互参。

3. 关于水气病的治疗，本篇提出了"腰以下肿，当利小便"，"腰以上肿，当发汗"和"可下之"的三大原则，对于指导临床实践价值很大。但在运用时，必须掌握辨证施治的精神，才能收到应有的效果。

4. 至于篇中方剂，如风水表虚者，用防己黄芪汤；有郁热，用越婢汤；脉浮，用杏子汤；正水脉沉，用麻黄附子汤；皮水因阳郁而出现四肢水肿，聂聂跳动者，用防己茯苓汤；阳气被阻而手足逆冷者，用蒲灰散；里水因阳郁有热而湿重，见一身面目俱肿者，用越婢加术汤；因肺气不宣而无郁热者，用甘草麻黄汤；黄汗病因湿重而阳郁者，用桂枝加黄芪汤；阳郁而营血有热者，用芪芍桂酒汤。此外，由于阳虚阴凝呈现心下痞结者，用桂枝去芍药加麻辛附子汤；脾弱气滞而出现心下痞坚者，则用枳术汤治疗。

【思考题】

1. 试述水气病与痰饮病的相互关系。

2. 试述水气病的分类、病机及其主要脉证。

3. 水气病的主要治法有哪些？如何理解其与《内经》"开鬼门，洁净府"及"去菀陈莝"的关系？

4. 比较《金匮要略·水气病脉证并治第十四》中防己黄芪汤证与防己茯苓汤证的异同。

5. 越婢汤与越婢加术汤同治水气病，二者不同之处有哪些？

6. 何谓"五脏水"？试述其主要病机、症状以及与"水在五脏"的主要区别。

7. 试述黄汗的具体证治。

8. 试述血分、水分的区别，其中何证易治？为什么？

9. 请谈谈气分、血分、水分和五脏水、四水的关系。

第十四节 黄 疸 病

一、谷疸

谷疸与饮食有密切关系，由于脾胃湿热熏蒸所致，主要症状为寒热不食，食即头眩，心烦。但也有脾虚寒湿所致，症见脉迟无力，纳差，头眩，小便不利，腹满或大便溏薄，神疲肢倦，苔白腻，色黄晦暗。

1. 实训病案

金某，女，67 岁。1975 年 8 月 24 日急诊入院。晨起右上腹骤然疼痛，拒按，口苦咽干，恶心，呕吐黄水，两眼巩膜发黄，恶寒，高热，体温 39.5℃，少腹膨胀，大便 4 天未解，小便黄赤灼热，舌质红，苔黄腻，脉弦数。（刘渡舟·经方临证指南·天津：天津科学技术出版社，1993）

（1）诊断 谷疸湿热证。

（2）分析与辨证 患者巩膜黄染，小便黄赤灼热，恶寒发热，舌红苔黄腻，为湿热内蕴，酿成黄疸，又见右上腹疼痛拒按，大便 4 天未行，当为实邪阻滞肝胆气机。故诊为肝胆湿热蕴结，转疏失司。

（3）立法处方

治法：清热通腑，利湿退黄。

处方：茵陈蒿汤合大柴胡汤加减。

茵陈 30g，生大黄 9g，玄明粉 9g（冲），木香 6g，金钱草 30g，蒲公英 15g，黄芩 9g，姜半夏 9g，姜竹茹 9g，山栀 9g，柴胡 9g，枳实 12g。

连服两剂后，体温降至 38.2℃，右上腹痛大减，呕吐渐止，巩膜黄染较淡，大便泻两次，色鳖黑，小便量增多。仍以原方去半夏、姜竹茹，继服三剂而诸症状消失。

（4）相关知识   关于黄疸用大黄的问题，据临证的经验，凡属湿热黄疸，如见大便难，或大便呈白色，病属实证的，可以早用大黄，并可连续服用。因为黄疸病除阴黄外，多属湿热壅滞肠胃，即使发热，多属里热，故下不厌早，但剂量不宜过大，可先重后轻。

2. 方源与拓展应用

穀疸之為病，寒熱不食，食即頭眩，心胸不安，久久發黃，為穀疸，茵陳蒿湯主之。(13)

茵陳蒿湯方：

茵陳蒿六兩   梔子十四枚   大黃二兩

上三味，以水一斗，先煮茵陳，減六升，內二味，煮取三升，去滓，分溫三服。小便當利，尿如皂角汁狀，色正赤，一宿腹減，黃從小便去也。

本方主要用于治疗肝胆疾患，包括急性传染性黄疸型肝炎、无黄疸型传染性肝炎、慢性肝炎、亚急性黄色肝萎缩、重症肝炎、胆汁性肝硬化、肝昏迷、肝脓肿、胆道蛔虫症，以及胆系感染、胆石症及胆石症术后、妊娠合并胆汁淤积症等。

二、酒疸

酒疸是由于长期饮酒过度，酒热伤胃引起，主要症状是心中懊恼或热痛。

1. 实训病案

吴某，男，45 岁。自述 25 年来，嗜酒成癖，酒后多不食，上月酒后心中烦扰热闷，小便不爽，后身热瘙痒，腹满，恶心，全身微黄。经检查诊断为急性传染性肝炎。现身黄，小便不利，舌红苔黄腻，脉沉弦。[秦书礼.《金匮》清法临证运用举隅. 江苏中医杂志,1987（2）：8－9]

（1）诊断   酒疸。

（2）分析与辨证   患者见身黄，心中烦扰热闷，腹满，恶心，为长期嗜酒，湿热内蕴于中焦，上蒸于心。小便不利，为热移下焦，舌苔黄腻，诊为湿热熏蒸发黄。

（3）立法处方

治法：苦寒通泄。

处方：栀子大黄汤加味。

栀子 15g，生大黄 10g，枳实 15g，豆豉 10g，黄芩 15g，葛花 5g。

连服十七剂，黄疸显退，小便色转淡黄，尿量增多。

（4）相关知识　湿热郁结，肝胆疏泄失司，故遍体黄如橘色，心烦口渴，懊侬不安。栀子大黄汤中栀子、香豉，开郁除烦；枳实、大黄，破结泄热。湿随热泄，其病自解，故主之。

2. 方源与拓展应用

酒黄疸，心中懊憹，或热痛，栀子大黄汤主之。（15）

栀子大黄汤方：

栀子十四枚　大黄一两　枳實五枚　豉一升

上四味，以水六升，煮取二升，分温三服。

本方可用于治疗湿热黄疸重症、传染性肝炎、无黄疸型肝炎等属热重于湿者，亦可用于治疗神经官能症。外用可治疗痛症、软组织损伤、关节扭伤等。

三、女劳疸

女劳疸多为房劳伤肾所造成，具体症状是日晡发热而反恶寒，膀胱急，小便自利，额上黑，足下热，大便必黑，时溏。

1. 实训病案

黄根元，男，57岁，农民。1955年8月15日来我院黄疸专科门诊治疗。巩膜及皮肤发黄，腹部膨胀不舒，周身浮肿，精神疲乏。病史：胃腹部发胀已有半年，常觉不舒，最近20余日面目发黄，腹部膨胀，周身浮肿，胸闷纳少，容易发怒，大便溏，小便色赤。在浦东乡间诊治，医生诊断为鼓胀，认为不治，遂扶伴来沪求医。检查：肝肿大，边缘不明显，脾脏因腹水而不易扪及，腹部膨胀，有移动性浊音，两足有凹陷性水肿，舌苔干白而腻，脉濡细。[章巨膺. 硝矾散治肝硬化腹水初步报告. 上海中医药杂志，1956（7）：33]

（1）诊断　女劳疸（转为黑疸），鼓胀。

（2）分析与辨证　患者巩膜及皮肤发黄20余日未愈，则变为黑疸。肾虚瘀热内着，故腹部膨胀不舒，小便色赤，久病脾虚不运水湿，停滞中焦而成鼓胀腹水，流于下焦则有下肢水肿。

（3）立法处方

治法：化湿利水。

处方：硝矾散2.7g。

分3次服。自1955年8月15日起至1956年1月16日止，历时5个月。服药至1955年9月12日时，腹水全退，黄疸亦逐渐减退。此后继续服用，胃纳增加，精神振作，每次单独自浦东来沪，前后共计门诊20次，与初诊时判若两人。

（4）相关知识　身黄、腹胀、便溏、浮肿，此与硝石矾石散证相合，投之辄效。

2. 方源与拓展应用

黄家日晡所發熱，而反恶寒，此為女勞得之。膀胱急，少腹满，身尽黄，额上黑，足下熱，因作黑疸，其腹脹如水狀，大便必黑，時溏，此女勞之病，非水也。腹满者难治。硝石礬石散主之。（14）

硝石　礬石散方：

硝石　礬石（燒）等分

上二味为散，以大麥粥汁和服方寸匕，日三服。病随大小便去，小便正黄，大便正黑，是候也。

本方常用于治疗急性黄疸型肝炎、慢性肝炎、肝硬化腹水、胆结石、肝豆状核变性等。

四、湿热黄疸

（一）热盛里实证

1. 实训病案

郭某，男，48岁，工人。门诊就诊。患者开始发热、恶寒、头眩恶心，继而但热不寒，唯头汗出，心下烦闷，口干渴欲饮，下腹胀满，两胁下胀、拒按，大便4日未解，一身面目尽黄，光亮有泽，小便短少，如栀子汁，脉滑数有力。肝功能：黄疸指数52个，硫酸锌浊度22单位，谷丙转氨酶480单位。[李哲夫．黄疸湿热辨．湖北中医杂志，1981（6）：27]

（1）诊断　热盛里实黄疸。

（2）分析与辨证　湿热郁蒸，热盛里实而见头汗出、心下烦闷，下腹胀满，不大便，一身面目尽黄。热邪传里，膀胱气化不利，则小便短少，色黄如栀子汁，此为黄疸热盛里实证。

（3）立法处方

治法：清热利湿退黄。

处方：茵陈18g，栀子18g，大黄9g，黄柏9g，芒硝9g，云苓18g，扁豆18g。

服五剂后，大便通利，小便转淡黄，腹部微胀等症状亦有好转。上方微事增损，去芒硝、大黄，加柴胡6g，胆草5g，以平肝、泄热，勿使乘土，续服八剂。

三诊，诸症状已愈，以栀子柏皮汤合参苓白术散，清余邪而调脾胃，续服五剂善后。

半月后访，已上班。

（4）相关知识　疸证之轻重，以指重按患者胸胁之骨间，放指则黄色之处见白，忽复如黄色者，此轻证易治也；至重证，则虽重按，而黄色不少散，屹然不动。此人属重证，故合茵陈蒿汤、大黄硝石汤与之。

2. 方源与拓展应用

黄疸腹满，小便不利而赤，自汗出，此为表和裏實，当下之，宜大黄硝石湯。（19）

大黄硝石湯方：

大黄　黄蘗　硝石各四两　栀子十五枚

上四味，以水六升，煮取二升，去滓，内硝，更煮取一升，顿服。

大黄硝石汤常用于治疗急性传染性肝炎、黄疸出血性钩端螺旋体病等。

（二）湿重于热证

1. 实训病案

华某，女，35 岁，农民。1994 年 2 月 14 日诊。乏力、纳差、脘胀胁痛、厌食油腻、尿少尿黄 1 周，恶心呕吐、皮肤瘙痒、大便秘结、肤目黄染 2 天。体检：急性重病貌，巩膜及周身皮肤黄染，心肺听诊正常，腹软，肝右锁骨中线肋下 2.5cm，剑突下 4cm，压痛明显，脾肋下可触及，墨菲征阴性，无移动性浊音。舌苔白腻，舌质偏红，脉弦。[郁冠亚．茵陈五苓散加味治病毒性肝炎高胆红素血症 75 例．国医论坛，1995（3）：10]

（1）诊断　黄疸湿重于热。

（2）分析与辨证　患者肤目黄染乃黄疸之明证，舌苔腻，舌质偏红，乃湿热内蕴之象，舌苔偏白，乃湿象明显，故当利湿为主，兼以清热。

（3）立法处方

治法：健脾利湿，清热退黄。

处方：茵陈五苓散加减。

茵陈 20g，白术 10g，泽泻 10g，猪苓 10g，茯苓 10g，桂枝 6g，红藤 20g，泽兰 10g，赤芍 20g，秦艽 10g，丹参 10g，藿香 l0g，佩兰 10g，生大黄 15g，生山栀 10g，姜半夏 10g，川连 6g。

三剂后呕止纳增，尿多便畅；七剂后黄疸消退过半。后在原方基础上随症增删，共服二十一剂，临床症状、体征消失，其他肝功能项目也均复常。随访半年未见反复。

（4）相关知识　湿热成疸，乃脾不胜湿，湿阻少阳升发之机而致，故投茵陈五苓散加减，利湿邪而散邪热，待湿去热清，则少阳胆气自和，黄疸自退。

2. 方源与拓展应用

黄疸病，茵陳五苓散主之。（18）

茵陳五苓散方：

茵陳蒿末十分　五苓散五分。方见痰饮中。

上二物和，先食飲方寸匕，日三服。

本方常用于治疗急性黄疸型传染性肝炎、梗阻性黄疸等疾病。治疗黄疸性肝炎可与柴胡疏肝散合用，治疗肝硬化腹水可与大黄䗪虫丸合用。

五、虚黄

虚黄多因脾胃气血不足导致，故治疗多从脾胃着手，开发生化之源，使气血充盈，气色外荣，则萎黄自退。

1. 实训病案

南某，男，35 岁。1983 年 7 月就诊。巩膜及全身皮肤黄染，色晦暗，困乏无力，恶心呕吐，舌质淡红，薄白嫩苔，积白滑苔垢，脉沉迟无力。服茵陈术附汤、茵陈四逆汤等药治疗，黄染不退，病情日趋加重，恶心呕吐，不思饮食。[张尔新．用小建中汤

治疗阴黄的体会．西部中医药，1996，9（2）：24］

（1）诊断　虚劳黄疸。

（2）分析与辨证　患者全身黄染，色晦暗，困乏无力，脉沉迟无力，当考虑为阴黄，然服茵陈术附汤等方反无效，则知非黄疸，且又增恶心呕吐，不思饮食诸症状，当为脾胃气血虚弱的萎黄证。

（3）立法处方

治法：建中气，以开生化之源。

处方：小建中汤。

药后黄染很快消退，呕吐止，饮食增加，不数日而病痊愈。

（4）相关知识　虚劳萎黄的特点是色黄无泽如草木干枯。病由脾胃不足，气血亏虚，治当以小建中汤，从脾胃着手，建立中气，开生化之源，使气血充盈，血色外荣，则萎黄自退。

2. 方源与拓展应用

男子黄，小便自利，当与虚劳小建中汤。方见虚劳中。（22）

【实训小结】

1. 本篇所论黄疸，包括一切发黄病证在内。总的症状，以周身皮肤发黄为主，总的病机，以"瘀热以行"概括，即湿热熏蒸，血液瘀滞是导致发黄的直接原因。治疗上，以"黄家所得，从湿得之"和"小便不利者，皆发黄"为依据，提出了"诸病黄家，但利其小便"，即以通利小便，清泄湿热为治疗大法。

2. 但是，本篇的具体内容实质上包括了发黄证和黄疸病两大类。

黄疸病，指以面黄、目黄、身黄、小便黄为特征的一类发黄病证。条文中多以"疸"字冠称，包括谷疸、酒疸、女劳疸等。发黄证，泛指一切发黄证候，条文中多以"黄"字冠称，如"病黄家"、"黄家"、"诸黄"、"男子黄"等。

黄疸病治法，无论谷疸、酒疸，应首先分析湿胜于热、热胜于湿、湿热俱胜等情况。如湿胜则用茵陈五苓散；热盛用栀子大黄汤、大黄硝石汤；湿热俱胜，用茵陈蒿汤。至于女劳疸兼有瘀血，则用硝石矾石散。黄疸误治，损伤中阳，症见呃逆者，治宜小半夏汤。

发黄证治法，病黄家脉见浮者，是邪在表，治以桂枝加黄芪汤；燥结发黄，病属胃肠燥结，治以猪膏发煎；发黄见少阳证，治以小柴胡汤；男子虚劳发黄，治以小建中汤。

【思考题】

1. 你对"黄家所得，从湿得之"如何理解？

2. 仲景如何论述黄疸，治疗用哪些大法？

3. 如何理解"诸病黄家，但利其小便"？

4. 茵陈蒿汤、栀子大黄汤、大黄硝石汤三方所治病证病机、病位有何不同？

5. 简述《金匮要略》黄疸兼证的证、理、法、方、药。

6. 黄疸病的治疗禁忌是什么？

7. 如何判断黄疸病的预后？

8. 黄疸与萎黄、黄汗如何鉴别？

9. 试述小建中汤所治黄疸的病机与临床表现。

第十五节　惊悸吐衄下血胸满瘀血病

一、惊悸

惊多因突然受外界刺激而起，惊者气乱，悸多因心血不足，心失所养所致。在治疗上，一般惊宜镇惊安神，悸宜补虚定悸。

（一）火邪致惊

1. 实训病案

董某，男，28 岁。患者因受精神刺激而犯病。心中烦躁不安，或胆怯或悲伤，眠差，伴有幻听、幻视、幻觉，胸中烦闷难忍。舌苔白厚而腻，脉弦滑。（刘渡舟．经方临证指南．天津：天津科学技术出版社，1993：9）

（1）诊断：惊悸。

（2）分析与辨证：神乱而有痰郁之患，舌苔厚腻、脉弦滑可做凭证。痰浊扰心故而出现三幻之表现。

（3）立法处方

治法：温化降逆，开窍安神。

处方：桂枝去芍药加蜀漆牡蛎龙骨救逆汤。

桂枝 6g，生姜 3 片，大枣 3 枚，炙甘草 6g，常山 4g，生龙牡各 12g，黄连 9g，竹茹 10g，郁金 9g，石菖蒲 9g，胆南星 10g，大黄 9g。

上方服五剂，诸症若失。

（4）相关知识　蜀漆为常山幼苗，功同常山，若无蜀漆可用常山代替，二药皆能涌吐痰涎。

2. 方源与拓展应用

火邪者，桂枝去芍药加蜀漆龍骨牡蠣救逆湯主之。（12）

桂枝救逆湯方：

桂枝三兩（去皮）　甘草二兩（炙）　　生薑三兩　牡蠣五兩（熬）　　龍骨四兩　大棗十二枚　蜀漆三兩（洗去腥）

上為末，以水一斗二升，先煮蜀漆，減二升，内諸藥，煮取三升，去滓，温服一升。

本方可以满意控制心动过速，确有救逆之功。

（二）水饮致悸

1. 实训病案

顾某，男，58岁，住杭州建国中路。患者夙有慢性支气管炎，入冬以来，自感心窝部悸动不宁，久不减轻，心电图检查尚属正常，苔白脉滑。[何任.《金匮》札记（六）.浙江中医药杂志，1988（4）：178]

（1）诊断　心悸。

（2）分析与辨证　患者苔白、脉滑，为水饮内停之证，又心悸入冬而发，为水饮上凌于心，心阳被遏所致。

（3）立法处方

治法：化饮降逆，宣通阳气。

处方：姜半夏、生麻黄各30g。

上两味各研末和匀，装入胶囊中。每次服2丸，蜜糖冲水吞服，每日3次。胶丸服完后，心下悸动已瘥。又续配一方，以巩固之。

（4）相关知识　痰饮心悸，仲景多用桂枝、茯苓温阳化饮，而本方则属饮盛阳郁，除心悸外尚兼喘、呕、胸闷等肺气郁闭，胃失和降之征，故用麻黄宣肺通阳，半夏化饮降逆。

2. 方源与拓展应用

心下悸者，半夏麻黄丸主之。（13）

半夏麻黄丸方：

半夏　麻黄等分

上二味，末之，炼蜜和丸小豆大，饮服三丸，日三服。

本方主要用于治疗室性心动过速、心律不齐、心肌炎、风湿性心脏病、胃炎、支气管炎等见水饮内郁致悸者。

二、吐衄下血

吐衄下血，皆为血脉之病，因其发病机理和病变部位不同，故证有寒热虚实之分，治有温凉补泻之异。

（一）鼻衄

1. 实训病案

刘某，男，42岁。素有高血压史，经常头痛失眠。一日忽鼻衄频频量多，色鲜红，急送往某医院五官科治疗，血暂止，回家后又流血不已，延余诊治。症见头胀目眩，舌紫，苔略黄燥，脉弦。[代丽三.鼻衄三例.云南中医中药杂志，1980（1）：13]

（1）诊断　鼻衄。

（2）分析与辨证　患者平素血压高，此系肝阳上亢，阴精亏虚，迫血妄行所致，宜滋阴凉血止血。

（3）立法处方

治法：凉血止血。

处方：生地侧柏叶汤加童便。

生地30g，侧柏叶9g，炙艾叶6g，麦冬9g，杭芍9g，藕节5个，炮姜炭9g，炙甘草6g。加童便为引。

服一剂，衄血减少，再剂全止。

（4）相关知识 柏叶汤为治疗虚寒性出血的常用方剂。马通汁即马粪加水过滤取汁，古人常用于止血。若无马通汁，可用童便代替，其效亦佳。

2. 方源与拓展应用

吐血不止者，柏葉湯主之。（14）

柏葉湯方：

柏葉　乾薑各三兩　艾三把

上三味，以水五升，取馬通汁一升，合煮取一升，分温再服。

本方虽为虚寒出血而设，然随症加减可用于胃溃疡出血、肺结核咯血、支气管扩张咯血等病。

（二）热盛吐衄

1. 实训病案

张某，男，35岁。鼻衄不止，心烦，口渴喜冷饮，精神不衰，舌质红，苔黄腻，脉滑数。[代丽三.鼻衄三例.云南中医中药杂志，1980（1）：13]

（1）诊断 热盛鼻衄。

（2）分析与辨证 患者心烦，口渴喜冷饮，舌红，脉滑数，为心火亢盛之证。火热迫血妄行于上，则发为鼻衄。

（3）立法处方

治法：凉血止血。

处方：泻心汤。

大黄9g，黄连6g，黄芩9g。

用滚开沸水将药浸渍，代茶饮服，一剂而愈。

（4）相关知识 本方被《金匮要略浅注》称为"吐衄之神方"。方由三味苦寒之品组成，并无止血之药，乃审证求因之治。

2. 方源与拓展应用

心氣不足，吐血、衄血，瀉心湯主之。（17）

瀉心湯方：亦治霍亂。

大黄二兩　黄連　黄芩各一兩

上三味，以水三升，煮取一升，顿服之。

本方对上消化道出血有较好疗效，在临床上可用于治疗急性菌痢、急性脑血管病、肝豆状核变性、精神分裂症、支气管扩张、生殖器疱疹、烧伤、戒断综合征等病的治疗。

（三）虚寒便血

1. 实训病案

王某，男，39岁，病案号185193。1968年6月12日初诊。反复发作胃脘痛、大便下血已九年。经各种检查诊断为"胆道感染"、"结肠炎出血"。近症：时有黑便，时有黑紫血，常左腹痛及胃脘痛，晚上心烦，口干思饮，但饮不多，纳尚可，但食不香，时有头晕、乏力，自感四肢发凉，面色萎黄，舌苔白腻，脉细沉。（冯世纶．中国百年百名中医临床家——胡希恕．北京：中国中医药出版社，2001：99）

（1）诊断　虚寒便血。

（2）分析与辨证　患者大便为黑色，多由中焦脾气虚寒，统摄无权而血液下渗所致。左腹及胃脘疼痛、食不香、头晕乏力、四肢发凉、面色萎黄、脉沉细、苔白腻，均为脾气虚寒之象。故此病辨为虚寒便血。

（3）立法处方

治法：温脾摄血。

处方：黄土汤合理中汤加减。

生地八钱，党参三钱，白术三钱，黄芩三钱，干姜二钱，当归三钱，川芎二钱，艾叶三钱，川附子二钱，炙甘草二钱，阿胶三钱，伏龙肝二两。

煎汤代水。上药服九剂，腹痛胃脘痛已，便血渐止。

（4）相关知识　方中灶心土温脾涩肠止血；附子、白术温阳健脾以摄血；黄芩反佐，抑肝扶脾。方中诸药寒温并用，刚柔相济，温阳而不伤阴，滋阴而不损阳。

2. 方源与拓展应用

下血，先便後血，此遠血也，黄土湯主之。（15）

黄土湯方：亦主吐血、衄血。

甘草　乾地黄　白术　附子（炮）　阿膠　黄芩各三兩　竈中黄土半斤

上七味，以水八升，煮取三升，分温二服。

实验研究表明，黄土汤具有缩短凝血时间，使血液黏稠度增高，促进血小板凝集等作用，所以可用于多种出血病证。

（四）湿热便血

1. 实训病案

向某，女，21岁。患者半年前便后下血，量不多，前来治疗。近20天便血增多，经多方面检查病因未明，服用补中益气加阿胶、地榆四剂，便后鲜血直流，量多，便干不利，肛门热胀，口干苦，舌红，苔黄腻，脉滑数。［彭述宪．赤豆当归散临床应用．湖南中医杂志，1993（3）：8］

（1）诊断　便血。

（2）分析与辨证　患者大便带血，血色鲜红，为湿热内聚，迫血下行所致，苔黄厚腻，脉弦滑数，为湿热内阻之象。故此病辨为湿热便血。

（3）立法处方

治法：清湿热，和血脉。

处方：赤小豆当归散。

赤小豆20g，当归15g，生薏仁15g，金银花15g，藕节15g，柏叶炭9g，大黄炭6g。七剂。服药后便血止。

（4）相关知识　本方在《金匮》中，一用于治疗狐惑酿脓证，一用于治疗近血，二者病机属湿热为患，故可用同一方治疗。

2. 方源与拓展应用

下血，先血后便，此近血也，赤小豆當歸散主之。方见狐惑中。（16）

【实训小结】

1. 本篇讨论了惊悸、吐血、衄血、下血的病因病机及瘀血的脉证。惊与悸是两种不同的病证。惊因突受外界刺激，使气血逆乱所致，多属实证；悸属气血不足，心失所养所致。

2. 血证是本篇的重点。血证的产生既可由于外感引起，也可由内伤所致。若阳络损伤，血液上溢则为吐血、衄血；若阴络受损，血液下溢则为便血；已离经之血蓄结不散，则为瘀血。

【思考题】

1. 何为惊悸？其脉象及病机如何？
2. 何为远血与近血？试论述证治？
3. 泻心汤与柏叶汤有何异同？
4. 瘀血有哪些脉证表现？

第十六节　呕吐哕下利病

一、呕吐

呕吐的成因较多，既有脾胃本身的疾患所致，亦有他病影响而成。治疗当分清标本缓急，寒热虚实，以及病势的发展。

（一）肝胃虚寒

1. 实训病案

王某，女，36岁，工人。1979年5月初诊。患顽固性头痛已十年，由产后未满月与家人生气引起。经常头痛，时轻时重，精神受刺激后加剧，严重时颠顶剧痛，时有泪出，服过量镇痛剂方能止痛片刻，并有恶心，吐涎沫，手足发凉，失眠多梦，怕惊动，多疑等，舌苔白厚，脉左沉滑，右沉紧。（刘景祺．经方验．呼和浩特：内蒙古人民出

版社 . 1987：79）

（1）诊断　厥阴呕吐头痛。

（2）分析与辨证　患者恶心、口吐涎沫，为肝气犯胃，胃内寒饮上逆所致。足厥阴肝经与督脉会于颠顶，肝气夹阴寒之邪循经上犯，故可见头痛，或时颠顶剧痛。

（3）立法处方

治法：温中降逆，安神定志。

处方：吴茱萸汤。

三剂头痛止；服二十一剂，临床治愈；追访三年未复发。

（4）相关知识　方中吴茱萸苦辛大热，入肝胃二经，功专温胃暖肝，降逆止呕；重用生姜辛散，助吴茱萸温中散寒，和胃降逆。

2. 方源与拓展应用

嘔而胸滿者，茱萸湯主之。（8）

乾嘔，吐涎沫，頭痛者，茱萸湯主之。（9）

茱萸湯方：

吳茱萸一升　人參三兩　生薑六兩　大棗十二枚

上四味，以水五升，煮取三升，溫服七合，日三服。

吴茱萸汤主治胃虚寒饮冲逆，食谷欲呕者；或呕而手足厥冷，烦躁欲死者；或干呕吐涎沫而头痛者。

（二）阴盛格阳

1. 实训病案

陈某，男，50 岁。陡然腹痛，吐泻大作。其子业医，投以藿香正气散，入口即吐，又进丁香、砂仁、柿蒂之属，亦无效。至黄昏时，四肢厥逆，两脚均急，冷汗淋漓，气息低微，人事昏沉，病势危急，举家仓惶，求治于余。及至，患者面色苍白，两目下陷，皮肤干瘪，气息低弱，视其所泻之物如米泔水，无腐秽气，只带腥气，切其脉，细微欲绝。（湖南中医研究所 . 湖南省老中医医案选 . 长沙：湖南科学技术出版社，1980：24）

（1）诊断　呕吐之阴盛格阳证。

（2）分析与辨证　患者见腹痛吐泻，四肢厥冷，冷汗淋漓，气息微弱，病属阴盛格阳。患者所泻如米泔，无腐秽气，唯有腥味，此即《素问·至真要大论》之"诸病水液，澄澈清冷，皆属于寒"是也。因阴寒上逆，阳气虚弱，故呕而脉弱。此属虚寒呕吐而阴盛格阳证。

（3）立法处方

治法：回阳救急。

处方：四逆汤。

投大剂四逆汤，当晚进两剂，冷服，次早复诊，吐利止，厥回，脉细，改用理中加附子而康。

（4）相关知识　"吐下之余，定无完气"。真阳随吐泻而耗散，故当用四逆辈回阳救逆，此乃救急之法。

2. 方源与拓展应用

呕而脉弱，小便复利，身有微热，见厥者，难治，四逆汤主之。（14）

四逆汤方：

附子一枚（生用）　乾薑一两半　甘草二两（炙）

上三味，以水三升，煮取一升二合，去滓，分温再服。强人可大附子一枚，乾薑三两。

四逆汤用于治疗急慢性胃肠炎吐泻过多，或急性病大汗出而见虚脱者，亦用于治疗急慢性胃炎，胃下垂，高血压，低血压阴盛阳虚证。心肌梗死伴发心源性休克，多合用生脉散；慢性肾炎，多与五苓散合用；慢性支气管炎，多合用二陈汤；虚寒性荨麻疹，宜加细辛、防风。本方还可用于放射性白细胞减少症、肢端青紫症、阴性疮疡等，但均应谨守脾肾阳虚，阴寒内盛的基本病机。

（三）虚寒胃反

1. 实训病案

王某，男，65 岁。呕吐不食，食则良久吐出，夹有痰饮，大便十余日未行。口干思饮，形体消瘦，已两月余。诊见精神萎靡，言语不利，舌质淡红而干，脉细弱。（摘自《浙江中医药杂志》）

（1）诊断　虚寒胃反。

（2）分析与辨证　患者见年事已高，脾胃虚寒，不能腐熟、运化水谷，反出于胃，而为呕吐不食，食后良久吐出；脾胃健运失职，不能化气生津以滋润肠道，而见大便十余日未行；形体消瘦为脾胃虚寒，气血化源不足，机体失养。

（3）立法处方

治法：补虚润燥，和胃降逆。

处方：大半夏汤。

姜半夏 15g，红参 10g。

水煎取汁，兑服白蜜 60g，少量多次，频频饮服。

三剂后，呕吐渐止，大便亦通，胃气复苏，肠燥得润，转危为安。继用原法调理将息，吐止便畅，体弱渐复，终获痊愈。

（4）相关知识　方中重用半夏开结降逆，人参温养胃气，白蜜滋肠润燥。

2. 方源与拓展应用

胃反呕吐者，大半夏汤主之。《千金》云：治胃反不受食，食入即吐。《外台》云：治呕，心下痞鞕者。（16）

大半夏汤方：

半夏二升（洗完用）　人参三两　白蜜一升

上三味，以水一斗二升，和蜜扬之二百四十遍，煮取二升半，温服一升，餘分再服。

本方临床常用于治疗神经性呕吐、胃及十二指肠溃疡、顽固性贲门失弛缓症、肠粘连，甚至胃癌等所致的呕吐，证属脾胃虚寒者。

（四）阳虚饮停

1. 实训病案

赵某，男，38 岁。1969 年 12 月 1 日就诊。患肺结核数年，曾住院数次，近又因为咳血而住院，经中西医结合治疗大有好转。但在咳血尚未全止时，于 11 月 30 日回家，因饮食不慎，随即胃脘满闷，将食物全部吐出，遂感脘部痞闷，干呕，吐涎沫，口涎增多，随吐随生，而无宁时，且唾液微带甜味，吐唾多时，则现泛泛欲呕，舌淡润无苔，脉沉弱。[孙润斋．运用经方的点滴体会．河北中医，1980（2）：67-72]

（1）**诊断**　呕吐。

（2）**分析与辨证**　该患者素有慢性疾病，加之饮食不慎，伤及脾胃，脾气虚弱，无力收摄津液，故口涎多，随吐随生，唾液微带甜味；脾胃运化功能虚弱，气机不展，升降失调，故饮食难化，脘部痞闷，泛泛欲呕；舌淡润而无苔，脉沉弱为脾阳虚衰之象。

（3）**立法处方**

治法：温中止呕。

处方：半夏干姜散。

半夏 10g，干姜 6g，佩兰叶 10g（后下）。

水煎服。

经服本方后，吐涎沫已愈大半，两剂痊愈。

（4）**相关知识**　小柴胡汤具有和解少阳，疏利三焦，调达气机，宣通内外，运转枢机的功效，应用时当有寒热往来、胸胁苦满、心烦喜呕、默默不欲饮食、口苦、咽干、目眩、脉弦细等症状。结合临床实际和仲景告诫的"但见一证便是，不必悉具"，若见"呕而发热"、"往来寒热"、"胁下痞硬"，亦可使用本方。

2. 方源与拓展应用

乾嘔，吐逆，吐涎沫，半夏乾薑散主之。(20)

半夏乾薑散方：

半夏　乾薑各等分

上二味，杵为散，取方寸匕，漿水一升半，煎取七合，頓服之。

本方常用于治疗急慢性胃炎、胃扩张、急慢性胆囊炎属中阳不足，寒饮内盛而见干呕吐逆者。

（五）热郁少阳

1. 实训病案

徐某，女，29 岁。患顽固性呕吐已经 3 年多，往往在进食后 1~2 小时即呕吐酸苦而多涎。右胁发胀，连及胃脘疼痛。脉沉弦而滑，舌苔白滑。（刘渡舟，姜元安．经方临证指南．天津：天津科学技术出版社．1993：86）

（1）诊断　呕吐。

（2）分析与辨证　肝胆气郁，故右胁发胀。肝气疏泄不利，进而脾失健运，胃失和降，故呕吐酸苦而多涎，胃脘疼痛。

（3）立法处方

治法：疏解和胃降逆。

处方：小柴胡汤加减。

柴胡 12g，黄芩 9g，半夏 14g，党参 6g，陈皮 12g，竹茹 12g，郁金 9g，香附 9g，牡蛎 12g，生姜 14g，甘草 6g。

服药六剂告愈。

2. 方源与拓展应用

嘔而發熱者，小柴胡湯主之。（15）

小柴胡湯方：

柴胡半斤　黄芩三兩　人參三兩　甘草三兩　半夏半斤　生薑三兩　大棗十二枚

上七味，以水一斗二升，煮取六升，去滓，再煎取三升，温服一升，日三服。

小柴胡汤现代应用相当广泛，不仅用于外感热病，还广泛应用于内伤杂病以及外科、妇科、儿科等病。本方常用于治疗肝胆系统的疾患，如肝炎、胆囊炎等证属热郁少阳者；亦可治疗多种发热病证，如流行性感冒、上呼吸道感染、扁桃体炎、妇女经期感染发热等；还可用于咳、呕、腹中痛、胁下痞硬等呼吸道和消化系统疾病。但均应谨守少阳枢机不利之基本病机。

（六）胃肠实热

1. 实训病案

郭某，男，35 岁，工人。1982 年 8 月 17 日初诊。每于饭后一小时出现胃脘疼痛，继则呕吐，已十一年。每年春秋季犯病，自 1982 年以来症状加剧，经常胃脘不适，纳呆，有时脘痛剧烈，呕吐后疼痛减轻，胀满稍减。X 线钡剂透视发现胃及十二指肠第一、二段扩张。舌淡，苔白腻，脉滑。（刘景祺．经方验．呼和浩特：内蒙古人民出版社，1987：77）

（1）诊断　呕吐。

（2）分析与辨证　患者见胃脘疼痛、呕吐，且吐后疼痛减轻，为实邪壅阻胃肠。舌淡苔白腻，脉滑，又兼有痰湿之邪。

（3）立法处方

治法：通腑和胃，降逆止呕。

处方：大黄甘草汤加减。

大黄 12g，甘草 3g，半夏 12g，竹茹 12g。

服一剂后呕吐即止，共服三剂诸症状消失，疗后两年复查无复发。

（4）**相关知识**　食后即吐为本方的辨证关键。大黄泄热通腑，荡涤胃肠实热以顺承腑气；甘草缓和吐势，亦可缓和峻下之势。

2. 方源与拓展应用

食已即吐者，大黄甘草汤主之。《外台》方，又治吐水。（17）

大黄甘草汤方：

大黄四两　甘草一两

上二味，以水三升，煮取一升，分温再服。

本方可用于急性胃炎、急性肝炎、急性胆囊炎、急性胰腺炎、胆道蛔虫症、急性阑尾炎、肠梗阻等所致的反射性呕吐而属于实热证者。还可用于由脑中风、病毒性脑炎、流行性出血热、糖尿病等所致的中枢性呕吐。对疔疮发背、泌尿系感染亦有较好疗效。

（七）热利兼呕

1. 实训病案

王某，男，28 岁。初夏迎风取爽受凉后，病头痛而身热，经治表证已解，但出现大便下痢，每日四五次，肛门灼热，伴腹中疼痛、里急后重及口苦、恶心欲吐。脉弦数而滑，舌苔黄白相杂。（刘渡舟，姜元安. 经方临证指南. 天津：天津科学技术出版社，1993：67）

（1）**诊断**　呕吐下利。

（2）**分析与辨证**　患者见大便下痢，肛门灼热伴腹中疼痛，里急后重，此系邪热伤及胃肠所致，而口苦、脉弦数而滑，为热邪内犯所致。

（3）**立法处方**

治法：清热治利，降逆止呕。

处方：黄芩加半夏生姜汤加减。

黄芩 12g，杭芍 15g，枳壳 6g，半夏 10g，泽泻 10g，生姜 6g，藿香 10g，佩兰 6g，猪苓 10g，茯苓 10g，厚朴 6g，甘草 3g。

服药三剂呕止，而泄泻减轻，心烦宁，小便顺利，后以和胃理肠止泻之剂调理而愈。

（4）**相关知识**　《伤寒论》太阳病篇第 172 条："太阳与少阳合病，自下利者，与黄芩汤；若呕者，黄芩加半夏生姜汤主之。"本方以主治下利为主，半夏与生姜乃为呕吐而设。去大枣者，恐其助湿满中也。因病在夏令，暑多夹湿，故加藿香、佩兰清暑化湿；舌苔腻，小便赤，湿热无下泄之路，故用二苓、泽泻淡渗利湿；枳壳、厚朴重在理气，气化则湿食亦化。

2. 方源与拓展应用

乾呕而利者，黄芩加半夏生姜汤主之。（11）

黄芩加半夏生姜汤方：

黄芩三两　甘草二两（炙）　芍药二两　半夏半升　生姜三两　大枣十二枚

上六味，以水一斗，煮取三升，去滓，温服一升，日再夜一服。

本方常用于痢疾初期、赤白痢、阿米巴痢疾、干呕而暴注下迫的急性胃肠炎等邪热客犯胃肠者。治热痢可加黄连、白头翁、马齿苋等；治湿热痢可合用芍药汤；用治急性胃肠炎可与藿朴夏苓汤、平胃散等合用。

（八）寒热错杂

1. 实训病案

苏某，男，43 岁。1995 年 12 月 5 日初诊。胃脘痞满，呕吐反复发作两年。经胃显微镜检查，发现黄绿色胆汁反流入胃，确诊为"慢性胆汁反流性胃炎"，经西医治疗效果欠佳，且身体日渐消瘦。一周前因饮食不节，诱发胃脘部痞闷胀满，伴恶心呕吐，吐出胃内容物及黄绿苦水，纳差，神疲，便溏，舌质淡红，苔白腻，脉弦细。（刘景祺.经方验.呼和浩特：内蒙古人民出版社，1987：23）

（1）诊断 呕吐。

（2）分析与辨证 患者胃脘痞满，恶心呕吐，为寒热互结中焦，中焦痞阻，升降失常所致；胃气上逆则呕，脾不健运则便溏；纳差、神疲、苔白腻，为脾气虚弱之象。

（3）立法处方

治法：开结除痞，和胃降逆。

处方：半夏泻心汤。

法半夏 12g，川黄连 6g，黄芩 12g，郁金 12g，干姜 10g，炙甘草 6g，党参 15g，茯苓 15g，大枣 4 枚。

服上方五剂后，症状明显改善，呕吐消失，胃脘胀满减轻。上方加白术 15g，砂仁 6g，继服 20 余剂后，诸症减轻，复查胃显微镜示胃内已无胆汁反流。终以原方出入调治月余痊愈。随访半年，未曾发病。

（4）相关知识 本方乃疗寒热错杂之证。方中诸药寒温并用、苦降辛开、调和胃肠，令中焦气机升降复原，则呕吐痞满自除。

2. 方源与拓展应用

嘔而腸鳴，心下痞者，半夏瀉心湯主之。（10）

半夏瀉心湯方：

半夏半升（洗） 黃芩三兩 乾薑三兩 人參三兩 黃連一兩 大棗十二枚 甘草三兩（炙）

上七味，以水一斗，煮取六升，去滓，再煮取三升，溫服一升，日三服。

（2）拓展应用 本方可用于急性胃肠炎、胃及十二指肠溃疡、口腔黏膜溃疡、慢性肠炎、消化不良、慢性胆囊炎、乙肝、慢性胰腺炎等属于寒热错杂者。

（九）寒饮呕吐

1. 实训病案

王某，女，53 岁。眩晕 3 天，呕吐频频，呕吐物俱是清水涎沫，量多盈盆，合目卧床，稍转动便感觉天旋地转。自述每年都要发作数次，每次发作长达月余，痛苦不堪。刻诊见形体肥胖，苔薄白而腻，脉沉软滑。（摘自《中医杂志》）

（1）诊断　①眩晕。②呕吐。

（2）分析与辨证　呕吐见证比较复杂，但其病机，总由胃失和降、胃气上逆所致。虽有寒热虚实与痰饮之别，但一般以胃寒停饮所致为常见。患者水饮停胃，浊阴僭上，清空不清故而眩晕。

（3）立法处方

治法：涤饮降逆，健胃止呕。

处方：小半夏汤。

制半夏12g，生姜10g。

两剂。

复诊时眩晕、呕吐均止，原方加茯苓12g，并予丸方（二陈汤加白术、姜汁泛丸）常服，以予巩固。

（4）相关知识　本证之眼目在于呕吐物为清稀痰涎。

2. 方源与拓展应用

諸嘔吐，穀不得下者，小半夏湯主之。方見痰飲中。（12）

本方可用于治疗急慢性胃炎、幽门不全梗阻、幽门水肿等偏于寒饮停胃致吐者。

（十）饮阻气逆

1. 实训病案

一妇年24岁，患呕吐，三四日或五六日一发，发必心下痛，如此者二三月，后至每日二三发，甚者振寒昏塞，吐后发热。诸医治其呕吐，或与驱蛔药，不效。余诊之，渴好汤水，因与茯苓泽泻汤，使小量频服之，其夜病即稍缓，20余日，诸症悉退。（陆渊雷．金匮要略今释．北京：人民卫生出版社，1955：301）

（1）诊断　呕吐。

（2）分析与辨证　患者见呕吐日久，渴欲饮水，为饮阻气逆之呕吐。本证因胃有停饮，失其和降，则上逆而吐；饮停不化，脾失输布，津不上承，故渴而饮水多；由于水饮上泛，故呕吐频作。因渴复饮，更助饮邪，如此，则饮邪停聚，胃失和降，而成呕吐不止之象。

（3）立法处方

治法：温胃化饮，降逆止呕。

处方：茯苓泽泻汤。

以其胃中停水，故用小量频服，既有利于药物的吸收，又不至于助长饮邪。

（4）相关知识　本方当与五苓散证相鉴别。五苓散证重点在于膀胱气化不利，故以小便不利为主要症状；本方则在于胃有停饮，中阳不运，故以呕渴不已为主要症状，治宜温胃化饮止呕。

2. 方源与拓展应用

胃反，吐而渴欲飲水者，茯苓澤瀉湯主之。(18)

茯苓澤瀉湯方：《外臺》云：治消渴脉絕，胃反吐食之。有小麥一升。

茯苓半斤　澤瀉四兩　甘草二兩　桂枝二兩　白术三兩　生薑四兩

上六味，以水一斗，煮取三升，内澤瀉，再煮，取二升半，温服八合，日三服。

本方临床多用于治疗急性胃炎、慢性胃肠炎、胃神经官能症、胃窦炎、幽门水肿引起的饮停于胃、反复呕吐者。也可用于慢性肾炎小便不利、低血压头晕恶心、梅尼埃综合征等。

(十一) 寒饮搏结胸胃

1. 实训病案

陶某。脉左弦坚搏，痰多，食不易运，此郁虑已甚，肝侮脾胃，最宜开怀，不致延及噎膈。(摘自《临证指南医案》卷五)

(1) 诊断　郁证。

(2) 分析与辨证　患者郁虑已甚，肝气郁滞，气机受阻，肝侮脾胃，而致痰气互结，食不易化。

(3) 立法处方

治法：散结祛痰降气。

处方：生姜半夏汤加味。

半夏，姜汁，茯苓，杏仁，郁金，橘红。又，脉如前，痰气未降。前方去杏仁加白芥子。

2. 方源与拓展应用

病人胸中似喘不喘，似嘔不嘔，似噦不噦，徹心中憒憒然無奈者，生薑半夏湯主之。(21)

生薑半夏湯方：

半夏半升　生薑汁一升

上二味，以水三升，煮半夏，取二升，内生薑汁，煮取一升半，小冷，分四服，日三夜一服。止，停後服。

本方可用于治疗急慢性胃炎、胃或贲门痉挛、胆汁反流性胃炎、食道炎、梅尼埃综合征等见呕吐属寒饮搏结胸胃者。

(十二) 呕后调治

1. 实训病案

杨某，女，7个月。1979年9月20日初诊。患儿发病已2天，经西医诊断为小儿单纯性消化不良，曾用西药效果不佳。大便稀，呈蚕花状，每天10余次，小便少，伴有轻微呕吐，精神不振，舌质红，苔白，脉细数，体温38℃。(摘自《陕西中医》)

(1) 诊断　泄泻。

（2）分析与辨证　患儿泄泻、小便少，为水液偏渗于后，脾不运化水湿之故。发热，舌红，脉细数，为兼有热邪之象。

（3）立法处方

治法：健脾利水。

处方：猪苓散。

加半枝莲以增加清热利尿之功。

（4）相关知识　"散者散也"，本方用散剂，使水饮得散，中阳复运，气化水行，则呕吐自除。

2. 方源与拓展应用

呕吐而病在膈上，後思水者，解，急與之。思水者，猪苓散主之。（13）

猪苓散方：

猪苓　茯苓　白术各等分

上三味，杵为散，飲服方寸匕，日三服。

本方用于治疗急慢性胃炎、神经性呕吐、贲门痉挛、幽门水肿、肠套叠、心律失常、高血压等属于饮邪停胃者，有较好疗效。

二、哕

哕乃胃膈气逆，若是腹满者，当视其前后。属胃肠实热大便不通者，可以承气类通利；属水湿停聚而致气逆腹满者，当利其小便以和胃气；胃虚有热者，补虚清热，降逆和胃；胃寒气逆者，散寒降逆。

（一）胃寒气逆

1. 实训病案

一男子，暑月霍乱，吐泻虽已止，干呕未止，兼发哕，手足微厥，脉细至欲绝，更医数人，凡附子理中汤、四逆加人参汤、吴茱萸汤、参附、参姜之类，殆尽其术，一不容受。余最后至，诊之，少有所见，即作橘皮汤令煮，斟取澄清，冷热得中，细细啜之，余镇日留连于病家，再四诊视，指令服药之度，移时，药达，稍安静，遂得就治。（《金匮要略今释》引方舆輗云）

（1）诊断　哕厥。

（2）分析与辨证　暑月霍乱引发胃气不和，胃阳被遏，其气不达四末，则手足微厥。

（3）立法处方

治法：散寒降逆，通阳和胃。

处方：橘皮汤。

（4）相关知识　本证之四肢厥冷当仅表现为轻微的冷感，与四逆汤证当截然不同。饮邪遏阻阳气，故以橘皮通气，生姜止呕。

2. 方源与拓展应用

乾嘔、噦，若手足厥者，橘皮汤主之。（22）

橘皮湯方：

橘皮四兩　生薑半斤

上二味，以水七升，煮取三升，溫服一升，下咽即愈。

本方常用于治疗急性胃炎、幽门不全梗阻、幽门水肿、神经性呕吐、妊娠呕吐等病属胃寒气逆偏于实证者。

（二）胃虚有热

1. 实训病案

贾某，女，30岁。2010年11月27日就诊。怀孕2个月，2天前开始呕吐加剧，食入即吐，呕苦吞酸，伴头晕、胁肋胀痛，口苦便结。舌红苔薄黄，脉弦滑。［杨秀梅，郭伟光. 马春芬教授治疗妊娠恶阻的经验. 中国民族民间医药，2011，20（11）：127］

（1）诊断　妊娠恶阻。

（2）分析与辨证　妇人重身，因胃虚夹热，气逆上冲而致恶阻。

（3）立法处方

治法：益气和胃清热。

处方：橘皮竹茹汤加味。

陈皮12g，竹茹6g，半夏10g，砂仁10g，白术10g，茯苓10g，黄连6g，栝楼仁12g，甘草3g，生姜3片。

三剂。日一剂。浓煎，少量温服。

服药三剂后，呕吐减轻，能少进饮食，大便得润，续服三剂诸症状得以改善。

（4）相关知识　方中生姜、橘皮乃辛温之品，理气和胃，降逆止呕；竹茹甘寒，清热安胃；参、枣、草调和脾胃。

2. 方源与拓展应用

噦逆者，橘皮竹茹湯主之。(23)

橘皮竹茹湯方：

橘皮二升　竹茹二升　大棗三十枚　人參一兩　生薑半斤　甘草五兩

上六味，以水一斗，煮取三升，溫服一升，日三服。

本方广泛应用于呃逆的治疗。其致呃的原因涉及混合型食管裂孔疝、碱性反流性胃炎、膈肌痉挛、幽门不全梗阻、神经性呕吐、术后呃逆不止、功能性呕吐、顽固性呃逆、妊娠呕吐等。

三、下利

下利，包括泄泻和痢疾，责之大肠传导失职，可概括为虚寒、实热、郁滞三类。属虚寒者，温阳散寒，或回阳救逆；属实热者，以清热止利；如湿热郁结下焦，当清热利湿解毒；利后余热内扰的虚烦，当解郁清热；实热积滞者，当通因通用，以承气类通腑泄热以止利。

（一）寒厥下利

1. 实训病案

赵某，男，50岁。因"慢性结肠炎"反复腹痛腹泻5年余，于1990年8月13日收治入院。患者左下腹隐痛作胀，遇寒加剧，得温痛减，大便溏薄，日行1～2次，小溲清白，食少神疲，四肢不温，腰酸怕冷，舌淡苔白，脉沉细弱。近2个月来往复发作咽痛口干、唇角疱疹，时作干呕。（沈玫．通脉四逆汤治愈慢性腹泻1例．南京中医学院学报，1992，8（3）：168）

（1）诊断　下利。

（2）分析与辨证　本案患者腹痛腹泻多年，腹痛喜温，食少神疲，腰酸怕冷，为一派脾肾阳虚之象。又阴寒内生，真阳被阴寒所迫，不安其处，游浮于上，故往复出现咽痛口干、唇角疱疹。

（3）立法处方

治法：温中回阳，止利固脱。

处方：加味通脉四逆汤。

附子15g（先煎），干姜10g，炙甘草10g，芍药15g，桔梗10g，灯心草10g，紫丹参20g。

每日两剂，分4次顿服。

药后脘腹烘热，肠鸣矢气频作，腹胀渐消，次日腹痛亦止，3日后咽干痛不作，唇边疱疹退净。以原方出入，连服1个月，诸恙悉平。

（4）相关知识　通脉四逆汤重用附子以增强回阳之力。腹痛之因乃阳虚日久，气血凝滞，故加芍药、丹参，养血活血以止腹痛。

2. 方源与拓展应用

下利清谷，里寒外热，汗出而厥者，通脉四逆汤主之。（45）

通脉四逆汤方：

附子一枚（大者，生用）　乾薑三兩（强人可四兩）　甘草二兩（炙）

上三味，以水三升，煮取一升二合，去滓，分温再服。

本方具有抗休克、抗炎、镇静镇痛及促进肾上腺皮质功能的作用，故可用于休克、心力衰竭、急慢性肾功能衰竭、风湿性关节炎、急慢性肠炎等见上述症状及病机者。

（二）虚寒肠滑下利

1. 实训病案

杨某，男，38岁。1957年秋，患痢疾已3天，小腹疼痛，里急后重，频欲登厕，每次排出少量粉冻样肠垢，纯白无血，有时则虚坐努责，便之不出，自觉肛门有物嵌顿重坠，昼夜不已。前医曾用芍药汤加减，一剂后，病情加剧。邀诊：舌苔白滑，脉沉带紧。询之，知发病前后未见寒热现象，似属气利。（刘渡舟，姜元安．经方临证指南．天津：天津科学技术出版社，1993：108）

（1）诊断　痢疾。

（2）分析与辨证　患者痢疾，里急后重，虚坐努责，便之不出，自觉肛门有物坠出，为中气下陷，气虚不固所致。辨证属虚寒性肠滑气利。

（3）立法处方

治法：温涩固脱，涩肠止利。

处方：诃黎勒散。

诃子10枚（煨，剥去核）。

研末，用米粥汤1次送服。约隔1小时许，当肛门窘迫难忍之时，经用力努挣，大便迅即直射外出，从此肛部如释重负，顿觉舒适，后服调理脾胃之方而康复。

（4）相关知识　诃子对痢疾杆菌有较强的抑制作用，因其富含鞣质，对痢疾造成的黏膜溃疡有收敛作用。

2. 方源与拓展应用

氣利，訶梨勒散主之。（47）

訶梨勒散方：

訶梨勒十枚（煨）

上一味，為散，粥飲和，頓服。疑非仲景方。

本方可用于治疗久咳虚喘、久嗽失音、崩漏、带下、遗精、尿频等虚证者。

（三）虚寒下利脓血

1. 实训病案

程某，男，56岁。患"肠伤寒"住院治疗已40余天，仍大便泻下脓血，血多而脓少，每日3~4次，伴腹痛阵发，手足发凉，神疲体倦，饮食减少，其人面色夭然不泽，舌体胖大，质淡，脉弦缓。

（1）诊断　下利。

（2）分析与辨证　患者见大便泻下脓血，血多脓少，且已日久，是由脏气虚寒，气血不固，滑脱不禁而成。腹痛，手足发凉，神疲体倦，饮食减少，舌体胖大，质淡，脉弦缓，此为脾肾阳虚之象。辨证为虚寒下利便脓血。

（3）立法处方

治法：温涩固脱，益气生血。

处方：桃花汤。

赤石脂30g（一半研末冲服，一半入汤剂煎煮），煨姜9g，粳米9g，人参9g，黄芪9g。

服三剂后脓血止。续服三剂大便转常，腹中安和，饮食增进。转用归脾汤加减，巩固疗效而收功。

（4）相关知识　本方有抗菌、抗炎、镇静镇痛、止血收敛及促进碳水化合物在人体内的吸收等作用。

2. 方源与拓展应用

下利便膿血者，桃花湯主之。(42)

桃花湯方：

赤石脂一斤（一半剉，一半篩末）　乾薑一兩　粳米一升

上三味，以水七升，煮米令熟，去滓，温服七合，内赤石脂末方寸匕，日三服，若一服愈，餘勿服。

本方可用于慢性阿米巴痢疾、慢性菌痢及肠伤寒伴肠出血、肠功能紊乱、小儿疳泻、虚寒泄泻、子宫功能性出血、慢性肾炎蛋白尿、崩漏、带下等属于虚寒证者。

（四）热利下重

1. 实训病案

姜某，男，17 岁。入夏以来腹痛下利，一日六七次，后重努责，下利急而又排便不出，再三努责，仅有少许脓血黏液，口渴思饮，舌苔黄腻，六脉弦滑而数。（刘渡舟，姜元安．经方临证指南．天津：天津科学技术出版社，1993：127）

（1）诊断　下利。

（2）分析与辨证　患者见腹痛下利，口渴思饮，舌苔黄腻，六脉弦滑而数，此为热利。病由湿热胶结于肠，肠腑传导失司，通降不利，气血壅滞，腐灼肠道脉络所致。恶秽之物欲出不得，故有里急后重较突出的现象。

（3）立法处方

治法：清热凉血，燥湿止利。

处方：白头翁汤。

白头翁12g，黄连9g，黄柏9g，秦皮9g，滑石15g，白芍12g，枳壳6g，桔梗6g。服两剂，大便次数减少；又服两剂，红色黏液不见，病愈。

（4）相关知识　实验表明，本方对志贺痢疾杆菌、施氏痢疾杆菌有较强的抑制作用。其中黄连、秦皮作用最强，黄柏次之，白头翁最弱。

2. 方源与拓展应用

熱利下重者，白頭翁湯主之。(43)

白頭翁湯方：

白頭翁二兩　黄連　黄蘗　秦皮各三兩

上四味，以水七升，煮取二升，去滓，温服一升，不愈，更服。

白头翁汤适用于湿热证型的泄泻、痢疾。本方加减尚可用于带状疱疹、某些湿疹、痔疮、急性结膜炎、胆囊炎、胆石症、急性菌痢、慢性溃疡性结肠炎、肾炎、大叶性肺炎、频发性室性早搏、宫颈炎、产后血淋、泌尿系感染等。

（五）下利虚烦

1. 实训病案

沈某，男，30 岁。患热性病，发热三四日不退，烦满欲吐，不眠，口渴喜热饮。

医初以为表寒，投辛温疏解等药无效，延先父诊之。其脉数而有力，身热不退，舌苔薄白而滑，小便短赤，烦渴不宁，欲吐，自觉心胃间有说不出的难过感，喜饮置于火炉上的热茶，且须自壶嘴中不时啜之，始觉松快，小便短赤。先父诊毕语予曰：从心胃部烦满不安，按之柔软，烦渴不宁，欲吐等证候言，乃懊憹证，唯其渴喜热饮之状，异乎寻常，若仅凭此证即视为寒邪则欠妥矣。（高德．伤寒论方医案选编．第1版．长沙：湖南科技出版社,1981:56）

（1）诊断　下利虚烦。

（2）分析与辨证　本案为无形邪热郁于胸膈，虽无物可攀缘，却扰乱心神，以致有心中烦乱不安的感觉；腹部按之柔软，说明胃肠并无有形之邪结。仲景将这种无形邪热所致之证称为"虚烦"。

（3）立法处方

治法：透邪泄热，解郁除烦。

处方：栀子豉汤。

川生栀子仁15g，淡豆豉18g。

如法煮汤，分两次温饮。翌日复诊，热退脉平，诸症若失，仅精神萎靡，食思不振，以其体质素弱之故。改进补中益气汤，以善其后。

（4）相关知识　实验研究发现，本方具有抗菌、抗炎、抗病毒作用，以及解热、保肝、利胆、镇痛等作用。

2. 方源与拓展应用

下利後更煩，按之心下濡者，為虛煩也，栀子豉湯主之。(44)

栀子豉湯方：

栀子十四枚　香豉四合（綿裹）

上二味，以水四升，先煮栀子，得二升半，內豉，煮取一升半，去滓，分二服，溫進一服，得吐則止。

本方可用于食道炎、咽炎、扁桃体炎、腮腺炎、心肌炎、急性胃炎、胆囊炎、牙龈出血、过敏性紫癜等。

【实训小结】

本篇系统总结了呕吐、哕、下利三种病证的病因、病机、证治、禁忌及预后等内容。根据呕吐的病因病机，其证有虚寒、实热、寒热错杂及停饮致吐的不同。在辨证方面，本篇提出根据呕吐和口渴出现的先后关系，判断呕吐的病机性质、病情进退。本篇论治哕逆内容精要，临证时应谨守病机，审证求因，审因论治，以知何部不利，"利之则愈"。本篇下利包括泄泻和痢疾，阐述了治则、治禁、预后及证治等内容。此外，对于中焦湿困，气机被阻的下利气提出了"当利其小便"的治法，通过利小便以实大便。

【思考题】

1. 呕吐、哕如何辨证论治？

2. 本篇呕吐可分为几种类型？

3. 为什么呕家有痈脓不可治呕？

4. 试述实热下利与虚寒下利的主证与病机。

5. 下利为何还用承气汤，临床如何应用？

6. 桃花汤与白头翁汤在临床应用中有何不同？

7. 试述下利与气利的辨证论治。

第二单元　外科及杂病病证

【实训内容】

了解仲景对疮痈、肠痈、浸淫疮等外科病证及杂病的发病特点、病因病机、治则治法、诊断和治疗规律的论述，为中医外科的学习和临床技能的进一步提高打下坚实基础。

【实训要求】

1. 依据病案分析，熟悉疮痈、肠痈、浸淫疮等外科病证及趺蹶、手指臂肿、转筋、阴狐疝、蛔虫病证的病因病机及发病特点。

2. 通过审察临床各种外科疾病及杂病的发病特点，理解仲景对肠痈和金疮等外科各种常见疾病及杂病的诊疗特点。

3. 通过有关病案，掌握肠痈等常见疾病的辨证要点。

4. 掌握疮痈、肠痈、浸淫疮等外科病证，以及趺蹶、手指臂肿、转筋、阴狐疝、蛔虫病证的病机、临床特点、治法及运用技巧。

【实训方法】

1. 学生模拟方法。请一名学生提前熟悉该病例，在实训时以标准化病人的方式陈述病情。

2. 标准化病人陈述。由病人陈述，学生查问，以四诊为基础，进行病证分析，辨证立法。

【重点与难点】

注意外科疾病及杂病相关证候之间的鉴别要点及临床意义。熟悉痈、肿、创伤和浸淫疮及各种杂病的发病特点和辨证论治。掌握肠痈的诊治规律。熟悉趺蹶、手指臂肿、转筋、阴狐疝、蛔虫病证的诊治规律和辨证论治。

第一节 疮痈肠痈浸淫病

一、肠痈

痈分内外，发自体外者为外痈，生自体内脏腑者为内痈，如肠痈。

（一）肠痈脓未成

1. 实训病案

徐某，男，44 岁。先做痔疮手术，后又用药物灌肠，因而引发右少腹疼痛，痛势剧烈，上抵胁胃，摸之有一索状物。大便下利，每日五六次，粪如烂肉，夹有黏液，但泻而不爽，饮食日减，体疲乏力。舌质绛，苔黄，脉弦滑。（刘渡舟，姜元安. 经方临证指南. 天津：天津科学技术出版社，1993：146）

（1）诊断　肠痈。

（2）分析与辨证　本证是由于热毒壅于肠中，致局部气血瘀滞，经脉不通所致。肠属腑，以通为顺，不通则痛，尤在大小肠交接之处，更应刻刻顾护通降。故肠痈之治，宜早用通下，失治误治，祸不旋踵。

（3）立法处方

治法：清热解毒，排脓消痈。

处方：大黄牡丹汤。

生大黄 12g（后下），粉丹皮 12g，桃仁 12g，冬瓜仁 30g，薏仁 30g，柴胡 12g，青皮 6g，败酱草 10g 。

三剂后，泻出秽物甚多，随之而疼痛大减，转用桂枝茯苓丸加柴胡、大黄等，前后二十余剂而安。

（4）相关知识　本方具有抑菌、杀菌、消炎、镇痛、增强阑尾壁血循环、消除肠道运动障碍等药理作用。

2. 方源与拓展应用

肠癰者，少腹腫痞，按之即痛如淋，小便自調，時時發熱，自汗出，復惡寒。其脈遲緊者，膿未成，可下之，當有血。脈洪數者，膿已成，不可下也。大黃牡丹湯主之。（4）

大黃牡丹湯方：

大黃四兩　牡丹一兩　桃仁五十個　瓜子半升　芒硝三合

上五味，以水六升，煮取一升，去滓，内芒硝，再煎沸，頓服之，有膿當下，如無膿，當下血。

拓展应用　本方可用于急性阑尾炎，肠痈未成脓、轻度化脓，以及阑尾周围脓肿，以实热瘀滞证者疗效尤佳。

（二）肠痈脓已成

1. 实训病案

张某，男，23 岁。腹痛 1 天，发热呕吐，继则腹痛转入右下腹，经西医诊断为急性化脓性阑尾炎。先后用抗生素等药物治疗，疼痛持续不解，且发热呕吐。患者不愿手术而求治于周师。症见面色青黄，神色困惫，右少腹持续疼痛，阵发性加剧，有明显压痛、反跳痛及肌紧张，包块如掌大，畏寒发热，剧痛时四肢冰冷，舌黄有津，脉滑数。体温 38.7℃，血中白细胞 $20 \times 10^9/L$。［唐祖宣．老中医周连三运用温阳法的治验．上海中医药杂志,1982(5)：5］

（1）诊断　肠痈（脓已成）。

（2）分析与辨证　患者面色青黄，神情疲惫，身热舌黄，脉滑数，为寒湿化热之象。本案属寒湿郁结化热，热毒内聚阑门，血肉腐败成脓。

（3）立法处方

治法：温阳祛湿清热。

处方：薏苡附子败酱散。

薏米 90g，炮附子 30g（先煎），败酱草 30g。

嘱其浓煎顿服。四剂后疼痛大减，呕吐止，体温正常，白细胞下降为 $13 \times 10^9/L$。继服上方六剂，白细胞总数为 $10 \times 10^9/L$，仅在右小腹下包块不消。再服上方二十余剂，包块消失而愈。本案药量较大，附子宜先煎半小时，以减缓其毒性。

（4）相关知识　薏米甘淡微寒，重用可清热排脓，开壅利肠；附子大辛大热，可振奋阳气，辛热散结；败酱草辛苦微寒，清热解毒，消痈排脓，祛瘀止痛。

2. 方源与拓展应用

肠癰之為病，其身甲錯，腹皮急，按之濡，如腫狀，腹無積聚，身無熱，脈數，此為腸內有癰膿，薏苡附子敗醬散主之。(3)

薏苡附子敗醬散方：

薏苡仁十分　附子二分　敗醬五分

上三味，杵為末，取方寸匕，以水二升，煎減半，頓服。小便當下。

本方常用于治疗慢性阑尾炎脓已成者，还可用于治疗腹腔、盆腔内的多种慢性化脓性炎症。也有将本方扩大用于腹部以外的痈脓者，如支气管胸膜瘘、胸腔脓疡、肝脓肿等，取得一定疗效。

二、金疮

金疮是指刀斧、枪弹等金属利器所致的外伤疾患。由于经脉肌肤断伤，营卫气血不能循经脉而运行，所以治疗必须恢复经脉的断伤，使营卫通行无阻，金疮自然痊愈。

（一）金疮不敛

1. 实训病案

曹某，25 岁，工人。1994 年 10 月 29 日初诊。患者剖腹产后 20 天，腹壁伤口溃烂流脓液，疮久不敛，倦怠乏力，知饥不食，头晕汗多，乳汁缺少，恶露量少，色暗，小腹痛，舌苔薄黄而腻，舌质淡嫩，脉细弱。[戴冬生. 王不留行散临床新用. 河南中医，1997，17（1）：13]

（1）诊断　金疮不敛（剖腹产切口感染）。

（2）分析与辨证　因剖腹产切口肌肤经脉断伤，营卫气血不能循经脉而运行，日久刀口难愈，疮久不敛，而见腹壁伤口溃烂流脓液。瘀血不去，新血不生，而见倦怠乏力，知饥不食，头晕汗多，乳汁缺少，恶露量少，色暗，小腹痛。

（3）立法处方

治法：敛疮化瘀，托毒排脓。

处方：王不留行散加减。

王不留行 10g，续断 10g，桑白皮 10g，赤芍 10g，黄芩 10g，炮姜 5g，甘草 3g，川厚朴 5g，土鳖虫 5g，生黄芪 15g，白芷 5g，川椒 3g，银花 15g。

水煎服，日一剂。连续十剂后，阴道出血止，腹部疮口闭合，后用健脾生肌之药调理痊愈。

（4）相关知识　溃疡久不收口，源于气血不能正常濡养。术后多虚也多瘀，本方恰合病机，祛瘀生新，之所谓"旧血不去，新血不生；新血不生，旧血亦不去"。

2. 方源与拓展应用

病金疮，王不留行散主之。(6)

王不留行散方：

王不留行十分（八月八日採）　蒴藋细葉十分（七月七日採）　桑東南根白皮十分（三月三日採）　甘草十八分　川椒三分（除目及閉口，去汗）　黄芩二分　乾薑二分　厚朴二分　芍藥二分

上九味，桑根皮以上三味燒灰存性，勿令灰過，各別杵篩，合治之為散，服方寸匕。小瘡即粉之，大瘡但服之，產後亦可服。如風寒，桑東根勿取之。前三物皆陰乾百日。

本方可用于创伤溃烂，久不收口的伤科、疡科病证，有较好疗效。也可用于肋间神经痛、月经不调、子宫内膜炎、产后恶露不尽等属于血瘀气滞之病证。

（二）胞宫血瘀

1. 实训病案

赵某，25 岁，干部。1993 年 5 月 17 日初诊。患者人工流产术后，阴道出血 15 天不止，量时多时少，色暗，有血块，小腹疼痛拒按，舌质紫暗，舌苔薄白，脉涩。[戴冬生. 王不留行散临床新用. 河南中医，1997，17（1）：13 – 14]

（1）诊断　胞宫血瘀（人流不全）。

（2）分析与辨证　因人工流产手术不彻底，导致部分胎盘残留在胞宫内，造成术后阴道出血达半个月不止。用王不留行散再配䗪虫祛瘀生新，止血生肌，瘀排，血止，痛除。

（3）立法处方

治法：祛瘀止血。

处方：王不留行散加减。

王不留行 10g，续断 10g，桑白皮 15g，赤芍 15g，黄芩 10g，炮姜 9g，川厚朴 5g，䗪虫 5g。

水煎服，日一剂。连服五剂后，排出血块三枚，血止痛除。

2. 方源与拓展应用

同"金疮不敛"。

（三）胞络瘀阻

1. 实训病案

戴某，女，24 岁，农民。1993 年 3 月 19 日初诊。患者怀孕 4 个月引产后，出血 1 个月不止，又行刮宫术，术后恶露淋漓 15 天不净，量少，色暗，小腹隐痛，面色苍白，倦怠乏力，舌边有瘀斑，舌苔薄白，脉沉涩。［戴冬生．王不留行散临床新用．河南中医，1997，17（1）：13－14］

（1）诊断　胞络瘀阻（引产后恶露淋漓不净）。

（2）分析与辨证　引产后出血不止，又行刮宫术，再次创伤，元气大伤，气虚则宫缩乏力，瘀血积滞胞络，瘀血不去，则出血不止，而新血难复。用本方活血化瘀，代替"清宫术"。

（3）立法处方

治法：活血祛瘀，通络理伤。

处方：王不留行散加减。

王不留行 10g，续断 15g，桑白皮 10g，黄芩 10g，赤芍 10g，炮姜 10g，甘草 5g，川厚朴 5g，䗪虫 5g，忍冬藤 15g，太子参 12g。

水煎服，日一剂。连服九剂后，出血止，后调理冲任收功。

（4）相关知识　方中忍冬藤清热通络，以防感染；䗪虫化瘀通络，以防瘀阻胞络；太子参益气生肌，促进子宫复旧。

2. 方源与拓展应用

同"金疮不敛"。

三、浸淫疮

浸淫疮是一种皮肤病，病情顽固，起病时范围较小，为如粟米状的小疮，先痒后痛，分泌黄水，随黄水向外浸淫皮肤而范围扩大，逐渐蔓延全身，有类于后世的"黄水疮"。

1. 实训病案

某男，5个月。1989年6月10日初诊。头部起红斑、丘疹，瘙痒、流水已半月余，口服扑尔敏，外用尿素软膏无效。查：前额及后头部遍布红斑、丘疹，抓破处有黄黏水渗出，小儿哭闹，瘙痒难入睡。[刘天骥．黄连外用治婴儿湿疹．四川中医，1994（2）：42]

（1）诊断　婴儿湿疹。

（2）分析与辨证　本证系乳母孕期胎中感受湿热火毒所致。

（3）立法处方

治法：泻火燥湿，清热解毒。

处方：拟用黄连15g（打碎），水煎取汁湿敷，日3次，每次半小时（或将黄连粉用香油调涂，日一次）。次日渗水减少，3日后红斑、丘疹消失，瘙痒亦解。半年后随访未复发。

（4）相关知识　黄连有泻火、燥湿、解毒、杀虫之效。

2. 方源与拓展应用

浸淫疮，黄连粉主之。方未见。（8）

黄连粉方虽未见，而后世多以黄连一味为粉，不仅用以治疗浸淫疮，亦应用于小儿赤眼、痢疾，以及一切疮、痈、肿等湿热火毒所致之证，可谓对张仲景黄连粉应用的发展。

【实训小结】

本节主要论述了痈肿、肠痈、金疮、浸淫疮四种疾病的辨证治疗和预后。疮，指金疮，即金刃所伤。痈，指痈肿，即发生于体表的外痈。肠痈，指发生于肠腑的内痈。对于肠痈的治疗，本节中大黄牡丹汤、薏苡附子败酱散是历代医家治疗肠痈的主方，这两首方剂用于治疗急、慢性阑尾炎取得显著疗效。浸淫疮，是一种皮肤病。

【思考题】

1. 肠痈如何进行辨证？
2. 大黄牡丹汤与薏苡附子败酱散有何异同？
3. 试述浸淫疮的预后与治法。

第二节　趺蹶手指臂肿转筋阴狐疝蛔虫病

一、手指臂肿

手指臂肿是一种手指、臂部关节肿胀或震颤，全身肌肉也发生抽动的病证。

1. 实训病案

张子和云，一妇病风痫。自六七岁因惊风得之。后每三二年一作，至五七年五七作，至三十岁至四十岁，则日作，甚至一日十余作。遂昏痴健忘，求死而已。值岁大饥，采百草而食。于水滨见草若葱状，采归煮熟食之，至五更忽觉心中不安，吐痰如胶，连日不止，约一二斗，汗出如洗，甚昏困。三日后遂轻健，病去食进，百脉皆和。以所食葱访之，乃憨葱苗也，即本草藜芦是也。（摘自《续名医类案》）

（1）诊断 风痫。

（2）分析与辨证 前人尝谓风胜则动，湿胜则肿，可知本病主要是风痰阻滞，流窜筋脉所致。风痰在膈，攻走流窜，湿痰蒙上窍则昏痴健忘，风邪袭伤经络则动。

（3）立法处方

治法：涌吐风痰。

处方：藜芦甘草汤。

2. 方源与拓展应用

病人常以手指臂腫動，此人身體瞤瞤者，藜蘆甘草湯主之。（2）

藜蘆甘草湯方：未見。

据文献记载，藜芦临床上主要有两种用法：一是内服善治风痰久积之证，属涌吐法；二是研末外用，治疮、疥、癣、息肉等。

二、转筋

转筋，俗称抽筋，是一种筋脉拘挛，牵引作痛的病证。转筋多见于下肢小腿腓肠肌，甚者可见两足牵引小腹作痛，俗称转筋入腹。

1. 实训病案

余某，女，38 岁，农民。2000 年 6 月 4 日初诊。患慢性肾炎 5 年余，先后在市级医院诊断为肾病综合征。近半年常出现四肢局部肌肉拘挛抽搐，伴发小腹及腰部疼痛，日趋加剧，昼夜难眠。诊见：除上述症状外，尚有头晕，失眠，心悸，气短，恶心，纳差，小便量少等症状，且面部及下肢浮肿，面色苍黄，舌淡胖，边有齿印，苔白厚有津，脉沉弦细。[毛绍芳，刘世恩. 鸡屎白散治验 2 则. 新中医，2003，35（1）：64]

（1）诊断 转筋。

（2）分析与辨证 本案患者属肾阳虚衰，寒湿不化，肝木不舒而见筋脉挛急。取鸡屎白，意在利水道而泄寒湿，从而木达筋舒。鸡屎白治疗筋脉拘挛，主要是取其"治本从类"之意。

（3）立法处方

治法：利水祛湿，达木舒筋。

处方：鸡屎白散。

嘱患者取鸡笼内陈年鸡粪（色白者为佳）适量，置瓦上焙黄，研末，每服 1g，每天早晚各一次，生姜、红糖煲水冲服。嘱继续西药补钙。

两天后二诊：患者治病心切，用量加倍。服药 1 天后，晚上微微出汗，抽筋次数减少，小腹疼痛减轻。嘱减去西药钙制剂，继服鸡屎白散。

三诊：服用 6 天，肢体拘挛抽筋现象消失，其他症状缓解。半年后随访，慢性肾炎虽未治愈，但肢体抽筋未发。

（4）相关知识　鸡屎白为雉科动物家鸡粪便上的白色部分，其味苦咸，性微寒而无毒，具有利水泄热，祛风解毒，达木舒筋等功用。

2. 方源与拓展应用

转筋之为病，其人臂脚直，脉上下行，微弦。转筋入腹者，鸡屎白散主之。(3)

鸡屎白散方：

鸡屎白

上一味，为散，取方寸匕，以水六合，和，温服。

本方可用以治疗鼓胀、积聚、黄疸、风痹、破伤风、筋脉挛急等病证。临床报道可用于肾病综合征之顽固性四肢挛急、小儿疳积之足胫挛急症、老年抽筋症等的治疗。

三、阴狐疝

阴狐疝气，简称狐疝，其主要症状是阴囊有肿物偏大偏小，时上时下，如狐之出没无定，故名。每卧时则上行于腹中，起立或行走，或腹中用力，则又坠入阴囊。其轻者仅感坠胀，重者由阴囊牵引少腹剧痛。

1. 实训病案

彭某，男，8岁。1995年上半年就诊。患阴狐疝已有6年，阴囊肿大如小鸡蛋，其色不红，肿物时而偏左，时而偏右。患儿夜卧时肿物入于少腹，至白昼活动时坠入阴囊，而且时有疼痛感觉。几年来曾服一般疏肝解郁、理气止痛等治疝气之药，但肿物依然出没无定，未见效果。患儿平素健康，饮食、二便如常，余无所苦，舌质不红，舌苔不黄，脉象弦缓。[彭履祥，张家理．蜘蛛散治阴狐疝验案一例．成都中医学院学报，1981（2）：18]

（1）诊断　阴狐疝（寒气凝结肝经）。

（2）分析与辨证　本证为寒气凝结于肝经而致阴狐疝。

（3）立法处方

治法：辛温通利，破结止痛。

处方：蜘蛛散。

大黑蜘蛛6枚（宜选用屋檐上牵大蛛网之大黑蜘蛛，每枚约为指头大小，去其头足，若误用花蜘蛛则恐中毒，置瓷瓦上焙黄，干燥为末），桂枝9g。

共为散，每天用水酒1小杯，每次冲服3g，连服7天。服药3天后疼痛缓解，7天后阴囊肿大及疼痛消失，阴狐疝痊愈。观察1年未见复发。

（4）相关知识　蜘蛛有毒，临床应用本方，应注意蜘蛛种类不同，毒性不一。

2. 方源与拓展应用

阴狐疝气者，偏有小大，时时上下，蜘蛛散主之。(4)

蜘蛛散方：

蜘蛛十四枚（熬焦）　桂枝半两

上二味，为散，取八分一匕，饮和服，日再服，蜜丸亦可。

蜘蛛散证由阴寒之气凝结厥阴肝脉所致。《金匮发微》中有曹氏将此方改散为煎，治疗阴狐疝气效佳。后世医家多采用疏肝理气法治疗阴狐疝，方用《杂病源流犀烛》之导气汤（川楝子、木香、小茴香、吴茱萸）加减化裁。

四、蛔厥

蛔厥是因蛔虫扰动而腹部剧烈疼痛，以致手足逆冷的证候。

（一）气阴两虚夹热

1. 实训病案

刘某，女，30岁，工人。患胆道蛔虫合并感染。经用消炎、解痉及驱虫药，排出蛔虫数条，症状缓解。但3天后又发作，继用前法不效，改用中药治疗。就诊时上腹部钻顶样痛，阵发性加剧，面色苍白，汗多，口干喜饮，手足冷，舌红少津，苔微黄，脉弦。（陈明主编《金匮名医验案精选》第503页）

（1）诊断　蛔厥。

（2）分析与辨证　蛔虫在胃肠窜扰，则见上腹部钻顶样痛；蛔动则痛作，蛔静则痛止，故阵发性加剧；口干喜饮，手足冷，舌红少津，辨为气阴两虚之象；苔微黄，为夹热之证。本证当属气阴两虚夹热型蛔厥。

（3）立法处方

治法：益气养阴，安蛔止痛，兼清虚热。

处方：甘草粉蜜汤。

先煎生甘草21g，取沸汤适量，纳粳米粉21g，蜂蜜9g，搅匀，煎如薄粥，顿服。

数小时后疼痛缓解，吐止。当晚再进一剂，痛止，眠佳纳增，精神好转，排大便1次，未见蛔虫。改以化虫丸加减：鹤虱、甘草、枯矾各6g，槟榔15g，苦楝根皮12g，铅粉3g（布包煎），煎液400ml，再调入蜂蜜15g，顿服。排蛔虫5条而病愈。

（4）相关知识　关于本方之组成，历代医家一直争论不休，有认为"粉"当为米粉者，有认为"粉"当为铅粉者，用之临床均有效果。虫动时当安蛔，用米粉为好；虫静时当杀蛔，用铅粉为妙。

2. 方源与拓展应用

蛕蟲之為病，令人吐涎，心痛，發作有時，毒藥不止，甘草粉蜜湯主之。（6）

甘草粉蜜湯方：

甘草二兩　粉一兩　蜜四兩

上三味，以水三升，先煮甘草，取二升，去滓，内粉、蜜，攪令和，煎如薄粥，温服一升，差即止。

本方可用于治疗蛔虫性腹痛、肠梗阻、胆道蛔虫病、十二指肠溃疡、神经衰弱之不寐等病证而见上述证机者。也可治疗绦虫、蛲虫、钩虫等寄生虫病。

（二）虫积腹痛

1. 实训病案

何某，男，19岁，农民。因1983年4月上山砍柴不慎跌下山坡，即送县人民医院，诊为腰椎骨折。正骨后住院治疗4个月，仍然腰痛，遂邀余诊治。症状：形体消瘦如柴，自述腰痛，俯仰转侧则疼痛加剧，不能行走，腹大如箕，且青筋暴露，按之痛甚，面色苍白无比，舌体瘦小，脉细，肢冷。诊毕细询病史，家人告知："今晨进食油条后即腰痛加剧，须臾吐蛔一条。"余猛悟厥阴病，"蛔上入其膈……蛔闻食臭出"，综合体征，虫蛊之征已明。以温脏驱蛔为要，方用乌梅丸。[韦经国．乌梅九治虫蛊验案．四川中医，1994（4）：34－35]

（1）**诊断**　蛔厥。

（2）**分析与辨证**　患者素有虫积，因跌断腰椎而被诊者忽视，腹痛又被病人自述为"腰痛"，而与外伤混淆，故诊时须细查病史而不被惑。蛔厥是因蛔动而腹痛剧烈，以致手足厥冷，由于内脏虚寒，蛔虫上绕胸膈，故可出现烦躁吐蛔等寒热错杂的证候。

（3）**立法处方**

治法：温脏驱蛔。

处方：乌梅丸加味。

乌梅、川楝子各20g，川椒、红参各10g，干姜、细辛各3g，黄连、桂枝各6g，当归、制附片（另包，先煎）各12g，黄柏、槟榔、使君子各15g，鲜苦楝根皮50g。

水煎服，忌香甜燥腻之品。药进一剂再诊时告知：服药后"腰痛"减，晚间急欲临厕大解，用旧面盆接之，下虫半盆之多（送余亲视），腹痛顿解，已能下床行走。继用健脾益胃驱虫之方，又下蛔虫数十条，进而调理获愈。

（4）**相关知识**　本方具有调理阴阳寒热虚实，使之归复于平和之效。方中诸药寒热并用，邪正兼顾，对于病机属正气不足、寒热错杂的各科疑难杂病，加减运用可收良效。

2. 方源与拓展应用

蚘厥者，当吐蚘，令病者静而复時煩，此為臟寒，蚘上入膈，故煩，須臾復止，得食而嘔，又煩者，蚘聞食臭出，其人當自吐蚘。(7)

蚘厥者，烏梅丸主之。(8)

烏梅丸方：

烏梅三百個　細辛六兩　乾薑十兩　黃連一斤　當歸四兩　附子六兩（炮）　川椒四兩（去汗）　桂枝六兩　人參六兩　黃柏六兩

上十味，異搗篩，合治之，以苦酒漬烏梅一宿，去核，蒸之五升米下，飯熟搗成泥，和藥令相得，內白中，與蜜杵二千下，丸如梧子大。先食飲服十丸，日三服，稍加至二十丸。禁生冷滑臭等食。

本方现在临床应用于：①神经系统疾病，如抑郁症、神经性腹痛、神经性眩晕、偏头痛、风心病水肿。②消化系统疾病，如复发性口疮、口腔溃疡、激素依赖性哮喘、慢性支气管炎、慢性呼吸衰竭伴肺部念珠菌感染、胃炎、胃脘痛、糖尿病性胃轻瘫、十二指肠球部溃疡等。③泌尿系统疾病，如尿频、尿痛、慢性前列腺炎、小便失禁、肾病综合征等。④妇科疾病，如崩漏、不孕、更年期综合征、白带异常等。⑤皮肤疾病，如慢性荨麻疹、蛇串疮等。⑥奔豚气、痉病等见上热下寒、寒热错杂者。

【实训小结】

本篇主要讨论了手指臂肿、转筋、阴狐疝、蛔虫等病的辨证与治疗。手指臂肿主要是风痰阻于经络所致，手指和臂部时常肿胀、震颤，或身体某一局部肌肉有跳动感。转筋是由于湿浊化热，伤及筋脉所致的四肢筋部拘挛、牵引作痛的病证，与剧烈吐泻所致转筋不同。阴狐疝由寒凝厥阴肝脉所致，是一种阴囊部发作性包块突出，偏大偏小，时上时下的病证。蛔虫病是以时常发生脐腹部剧烈疼痛，甚至吐蛔、四肢厥冷为主要特点的肠道寄生虫病。

【思考题】

1. 蛔厥有何症状表现？其病机如何？
2. 阴狐疝与寒疝有何区别？

第三单元　妇科病证

【实训内容】

了解仲景对妇人妊娠病、产后病及杂病等妇科病证发病特点，病因病机，治则治法，诊断和治疗规律的论述，为中医妇科的学习和临床技能的进一步提高打下坚实的基础。

【实训要求】

1. 依据病案分析，熟悉产后病等妇科病证的病因病机及发病特点。

2. 通过审察临床各种妇科疾病的发病特点，理解仲景对产后病等妇科各种常见疾病的诊疗特点。

【实训方法】

1. 学生模拟方法。请一名学生提前熟悉该病例，在实训时以标准化病人的方式陈述病情。

2. 标准化病人陈述。由病人陈述，学生查问，以四诊为基础，进行病证分析，辨证立法。

【重点与难点】

熟悉妊娠与癥瘕的区别，妊娠有水气、小便难、热入血室、带下、转胞与前阴相关疾病的辨证施治。掌握妊娠呕吐、妊娠腹痛、妊娠下血、产后腹痛、产后下利腹痛、月经不调、漏下、脏躁、咽中如有炙脔等病的诊治规律。

【学习方法】

1. 利用多媒体演示相关临床表现。

2. 找志愿者模拟标准化病人演示有关内容。

3. 安排学生分组练习，分别作为医生或患者，学习有关实践内容，如病情陈述、临床信息采集等。

4. 通过分析病情，掌握辨证论治的基本方法。

第一节　妇人妊娠病

一、癥病

癥病，指腹内有瘀阻积块的疾病。因其有形可征，故名曰癥，多为瘀血凝结而成。

1. 实训病案

赵某，女，47 岁。1961 年 4 月 3 日初诊。患者于四年前发现下腹部有一鸡蛋大肿物，未予介意，但以后肿物逐渐增大，四年后肿物增大使腰围增至 97 厘米，较前增加 17 厘米，如怀胎状。两天前突发下腹剧痛，冷汗淋漓，经某医院诊为"子宫肌瘤"，并要立即手术治疗，患者未允，乃请岳老诊治。诊见形体瘦弱，面色微黄，下腹肿物按之坚硬，压痛明显，舌质暗，少苔，脉沉细而涩，经水二至三月一行，量少色暗，夹有血块。[王明五,岳沛芬．岳美中验案选录．北京中医,1985（3）：2]

（1）诊断　癥病。

（2）分析与辨证　此病系肝郁气滞，血行不畅，气血滞于小腹，久积而成。对本病进行治疗时，当先对癥病与妊娠进行鉴别。患者下腹按之坚硬且痛，为癥病；经水不调，量少色暗，为瘀血所致。癥积瘀血日久，形体瘦弱，正气亏虚，不宜攻逐，当缓消其癥。

（3）立法处方

治法：疏肝健脾，破瘀消癥。

处方：桂枝茯苓丸合当归芍药散。

桂枝 9g，茯苓 9g，川芎 9g，丹皮 9g，桃仁 9g，白芍 21g，当归 9g，泽泻 21g，白术 12g。

服药十剂后，腹痛明显减轻，乃将原方改为散剂，每服 9g，日服 2 次。服用 2 个月，下腹肿物日渐变小，症状大见好转。服药半年，下腹肿物消失，经水正常，诸症状悉除。七年以后，患者复因处境不顺，情志不舒，下腹肿物又起，逐渐增大，症状同前。经岳老诊治，仍继服原方散剂，三个月后又获痊愈。

（4）相关知识　历代医家善用本方治疗妇科疾病。《妇人良方》以本方易芍药为赤芍，名"夺命丸"，治疗小产胎死腹中。《济阴纲目》以本方作煎剂，名"催生汤"，治疗候产母腹痛腰痛。《达生篇》中名"牡丹丸"，专治胞衣不下。

2. 方源与拓展应用

婦人宿有癥病，經斷未及三月，而得漏下不止，胎動在臍上者，為癥痼害。妊娠六月動者，前三月經水利時，胎也。下血者，後斷三月，衃也。所以血不止者，其癥不去故也，當下其癥，桂枝茯苓丸主之。(2)

桂枝茯苓丸方：

桂枝　茯苓　牡丹（去心）　芍藥　桃仁（去皮尖，熬）各等分

上五味，末之，煉蜜和丸，如兔屎大，每日食前服一丸。不知，加至三丸。

本方不仅治疗妇人之漏下因于癥积者，凡妇人经、胎、产之疾，属瘀血阻滞胞宫者，皆可用之，如妇女月经不调、闭经、痛经、子宫内膜炎、附件炎、子宫肌瘤、卵巢囊肿等属瘀血阻滞者。

二、妊娠腹痛

（一）阳气虚衰，阴寒内盛

1. 实训病案

周某，女，28 岁。1995 年 10 月 12 日初诊。身体素健，妊娠 6 个月，腹部冷痛，恶寒身重，服用当归芍药散等，腹痛仍未好转。刻诊：面色青黄，少腹冷痛，恶寒身倦，入夜加重，低热，腹胀，大便溏薄，舌淡，苔白，脉弦。[马重骅. 附子汤的临床应用. 山西中医，2000，16（1）：56]

（1）诊断　妊娠腹痛。

（2）分析与辨证　妊娠六七个月，妇人阳虚寒盛，寒凝气滞故腹部冷痛；大便溏薄，舌淡，苔白，脉弦，为阳虚之象；阳虚不耐邪扰，故恶寒。证当属阳气虚衰，阴寒内盛。

（3）立法处方

治法：温里回阳，益气健脾。

处方：附子汤。

熟附片、白术各 15g，白芍、党参各 12g，茯苓、黄芪各 30g。

每日一剂，水煎服。患者家属以为处方内有附子，辛热有毒，可致堕胎，遂弃之不用，仅服余药两剂，症状未减。告之附子为温阳散寒之佳品，本方之主药，弃之不用，焉能收效？遂以原方四剂，诸症状消失。后足月顺产一男婴，母子健康。

（4）相关知识　张仲景原文中，附子多用一枚，唯治妊娠腹痛时用至 2 枚。此案中，附子常用 15 ~ 30g，因其虽为辛热有毒之品，但经炮制后毒性已减，且煎服时，一般需先煎 0.5 ~ 1 小时，尝之舌无麻感，再纳诸药。三煎兑于一起，浓煎分 4 次服，则无中毒之虞，收效卓著。若妊娠 3 ~ 4 个月当慎用，至妊娠 6 ~ 7 个月时，因胎元已成，用之则无堕胎之弊。

2. 方源与拓展应用

婦人懷娠六七月，脈弦發熱，其胎愈脹，腹痛惡寒者，少腹如扇，所以然者，子臟開故也，當以附子湯溫其臟。方未見。（3）

（二）肝脾失调

1. 实训病案

邵某、瓦某两位女同志均患少腹作痛。邵某腹痛，白带多，头晕，诊断为慢性盆腔

炎，予以当归芍药散作汤。瓦某长期腹痛，小腹重坠，白带多，头目眩晕，投当归芍药散作汤用。三诊，腹痛白带均减，改用少腹逐瘀汤治白带证。（摘自《岳美中医案集》）

（1）诊断 腹痛。

（2）分析与辨证 患者见长期腹痛，小腹重坠，带下，头目眩晕，属肝虚气滞则血瘀，脾虚气弱则湿胜之候，证为当归芍药散所主。改散作汤，力更胜也。

（3）立法处方

治法：养血疏肝，健脾利湿。

处方：当归芍药散。

当归9g，白芍18g，川芎6g，白术9g，茯苓9g，泽泻12g。

数剂后，腹痛与头晕基本消失，白带减少。

（4）相关知识 本方为治疗妇人肝脾不和腹痛的良方，体现了肝脾两调，血水共治的法则。

2. 方源与拓展应用

妇人怀妊，腹中疗痛，当归芍药散主之。（5）

当归芍药散方：

当归三两 芍药一斤 芎藭半斤—作三两 茯苓四两 白术四两 泽泻半斤

上六味，杵为散，取方寸匕，酒和，日三服。

本方可用于治疗：①妇科病证，如妊娠腹痛、月经不调、痛经、经行泄泻、不孕等病证。②内科疾病，如水肿、慢性肾炎、前列腺肥大、慢性膀胱炎、慢性肝炎、眩晕等。

三、妊娠下血

妊娠下血常见以下三种情况：一为经水淋漓不断的漏下；二为半产后的下血不止；三为妊娠胞阻下血。这三种病证，均由于冲任虚寒，阴血不能内守所致。

1. 实训病案

于某，女，40岁。1993年11月29日初诊。素来月经量多，近月余淋漓不断，某医院诊为功能性子宫出血。经色鲜红，质稀，头晕乏力，腰酸腿沉，口渴，口苦，便干，舌体肥大，舌边有齿痕，苔白，脉沉，按之无力。（陈明，刘燕华，李芳．刘渡舟临证验案精选．北京：学苑出版社，1996：164）

（1）诊断 崩漏。

（2）分析与辨证 经云，冲为血海，任主胞胎。今冲任不固，阴血下漏，患者月余淋漓不断，日久气血亏虚而见月经不止、质稀、头晕、乏力、舌胖、脉沉无力等。见经色鲜红，口渴，此出血日久，伤阴损津所致，故加麦冬以养阴生津。

（3）立法处方

治法：养血止血，益气养阴调经。

处方：胶艾汤加味。

阿胶珠12g，艾叶炭10g，川芎10g，当归15g，白芍15g，生地20g，麦冬20g，太子参 18g，炙甘草 10g。

服七剂而血量大减，仍口苦、腰酸，大便两日一行。于上方中加火麻仁 12g，又服七剂，诸症状皆安。

（4）相关知识　后世四物汤乃由此化裁而来。阿胶养阴止血，艾叶温经暖宫，甘草调和诸药，清酒以行药力，和以四物，共奏暖宫养血，和血止血之功。

2. 方源与拓展应用

師曰：婦人有漏下者，有半產後因續下血都不絕者，有妊娠下血者。假令妊娠腹中痛，為胞阻，膠艾湯主之。(4)

芎歸膠艾湯方：一方加乾薑一兩。胡洽治婦人胞動，無乾薑。

芎藭　阿膠　甘草各二兩　艾葉　當歸各三兩　芍藥四兩　乾地黃四兩

上七味，以水五升，清酒三升，合煮，取三升，去滓，内膠，令消盡，溫服一升，日三服。不差，更作。

本方常用于治疗多种妇科出血病证，如崩漏、产后恶露不绝、功能性子宫出血、宫外孕、先兆流产，以及血小板减少性紫癜、胃溃疡出血等，属冲任脉虚，气血两亏，血分虚寒者。

四、胎动不安

（一）血虚湿热，胎动不安

1. 实训病案

徐某，女，26 岁，工人。1996 年 7 月 3 日就诊。停经两月余，呕恶，择食，懒动，颜面及下肢浮肿，腰酸痛下坠，阴道少量流血，小便短少，大便稀，舌质淡，苔薄白，脉缓而滑。妊娠试验阳性，既往流产两次。［刘文静．经方当归芍药散治验 2 则．黑龙江中医药，1998（6）：29 - 30］

（1）诊断　胎动不安。

（2）分析与辨证　病人妊娠两月余，腰腹坠痛，浮肿溲少，稀便，体倦，既往有堕胎病史，此证系脾肾不足，脾不健则运化不良，中气不舒，肾不足则胎元不固。辨证属脾肾阳虚，胎元不固。

（3）立法处方

治法：益气养血，健脾固肾。

处方：当归芍药散加减。

当归 12g，白术 9g，白芍 9g，云苓 9g，泽泻 6g，菟丝子 15g，苎麻根 12g，川断 12g，女贞子 20g，旱莲草 15g，炒杜仲 9g。

三剂，水煎，日一剂，分两次温服。

1996 年 7 月 6 日复诊，腰痛减轻，阴道流血减少，纳食、二便正常。仍守上方继服三剂，继服寿胎丸，随访足月分娩。

2. 方源与拓展应用

同"妊娠腹痛"之"肝脾失调"。

（二）相火扰元滑胎

1. 实训病案

一妇人三十余，或经住，或成形未具，其胎必堕。察其性急多怒，色黑气实，此相火太盛，不能生气化胎，反食气伤精故也。因令住经第二月，用黄芩、白术、当归、甘草，服至三月尽，止药，后生一子。（摘自《古今医案按》）

（1）**诊断**　滑胎。

（2）**分析与辨证**　产前多热，患者又性急似火，以致相火太盛，扰于胎元，轻则胎动不安，重则胎屡堕。妇人妊娠应重视肝脾二脏，肝主藏血，血以养胎，脾主健运，乃气血生化之源。若肝血不足而生内热，脾不运而生湿，湿热内阻，则影响胎儿致胎动不安。

（3）**立法处方**

治法：清热安胎。

处方：当归散加减。

（4）**相关知识**　养胎之法，当以预防疾病为务，有病早治，防止邪伤胎元，以收安胎之效果。对于屡为半产、漏下、难产或已见胎动不安而漏下者，应积极治疗，养胎或安胎。

2. 方源与拓展应用

妇人妊娠，宜常服当归散主之。(9)

当归散方：

当归　黄芩　芍药　芎藭各一斤　白术半斤

上五味，杵为散，酒饮服方寸匕，日再服。妊娠常服即宜产，胎无苦疾，产后百病悉主之。

方中黄芩、白术被朱丹溪称为安胎圣药，对脾虚湿热内蕴者，确有卓效。本方还常用于血虚兼湿热内蕴的带下、崩漏等妇科病证。

（三）脾虚湿热内蕴案

1. 实训病案

李某，女，27 岁。婚后两年，孕三胎，均于孕后两个月左右流产。1976 年 7 月来诊，停经 40 余日，微有恶心，头眩及轻微腹痛，无下血，舌尖微红，脉濡滑而数。［武长春. 白术在《伤寒杂病论》中的配伍及应用. 陕西中医，1981，2 (3)：42－44]

（1）**诊断**　滑胎。

（2）**分析与辨证**　妊娠无病可不服药，服此方当见小腹坠胀，腰酸腹痛或阴道少量下血等胎动不安症状。本案患者有习惯性流产史，患者脉数舌红，内有虚热，故以当归散加减，以清热安胎。

（3）立法处方

治法：清热安胎。

处方：当归10g，黄芩10g，炒白芍10g，紫苏梗10g，竹茹10g。

2. 方源与拓展应用

同"相火扰元滑胎"。

五、妊娠恶阻

妊娠恶阻，为已婚育龄妇女停经以后，诊得平和无病之脉，唯尺部略显弱象，并见口渴、不能食等症状，而无外感寒热的表现，是早期妊娠反应。

1. 实训病案

林某，女，26岁。停经2个月，开始胃纳不佳，饮食无味，倦怠嗜卧，晨起头晕恶心，干呕吐逆，口涎增多，时或吐出痰涎宿食。根据经验自知是妊娠恶阻，认为恶阻乃妊娠常事，未加适当处理。适时将近1个月，渐至水饮不入，食入则吐，所吐皆痰涎清水，稀薄澄澈，动则头晕眩掉，时时呕吐增剧，始延本人诊治。诊其脉虽细，但滑象明显，面色苍白，形容憔悴，羸瘦衰弱，无力以动，闭眼畏光，面里蜷卧，唇舌色淡，苔白而滑，口中和，四末冷，胸脘痞塞不舒，二便如常而量少。（摘自《中医杂志》）

（1）诊断　妊娠恶阻。

（2）分析与辨证　妊娠恶阻是妇人常有的反应，多由胃虚胎气上逆所致。本案呕吐日久，呕吐清水痰涎，当有寒饮在内。脉证合参，证属胃虚寒饮上逆。

（3）立法处方

治法：温中散寒，化饮降逆。

处方：干姜人参半夏丸。

干姜4.5g，党参9g，半夏4.5g。

水煎服，每日一剂。连服三剂，呕吐大减，略能进食稀粥和汤饮。再服三剂，呕吐俱停，但饮食尚少，继以五味异功散调理而安。7个月后顺产一男婴。

（4）相关知识　半夏为堕胎之药，被列为妊娠禁忌用药，始于梁代陶弘景之《名医别录》。然而，后世治疗妊娠呕吐方中常用半夏，陈修园在《金匮要略浅注》中指出："半夏得人参，不唯不碍胎，且能固胎。"故有些医家认为半夏堕胎当指单味药，复方中配伍适当则可使用。

2. 方源与拓展应用

妊娠嘔吐不止，乾薑人參半夏丸主之。（6）

乾薑人參半夏丸方：

乾薑　人參各一兩　半夏二兩

上三味，末之，以生薑汁糊為丸，如梧桐子大，飲服十丸，日三服。

本方可用于妊娠呕吐，还常用于脾虚腹泻、反胃、腹痛、痰饮、眩晕等。虚寒恶阻呕吐颇剧，可以诸药为末，用舌频频舔服，使其易于受纳，或少量多次给予汤剂。

六、妊娠小便难

妊娠小便难，即后世所称"子淋"。

1. 实训病案

樊氏，青年农民也。体素不健，疾病时罹，迭来就治，皆数药而安，信甚笃。1944年夏伤于湿热，饮食如常，而小便不利，有涩痛感。时余客零未归，求治于李医，认为湿热所致，先服五苓散去桂加滑石不应，亦服八正散亦不应，迁延半月，精神饮食减退，肢倦无力，不能再事劳作。闻吾归，邀为治之，切脉细滑，面色惨淡，气促不续，口干微咳，少腹胀痛，大便黄燥，小便不利而疼。（赵守真．治验回忆录．北京：人民卫生出版社，1962：75－76）

（1）**诊断**　妊娠小便难。

（2）**分析与辨证**　患者伤于湿热，而现小便不利、有涩痛感，为湿热郁滞于下焦。气促不续，口干微咳，为上焦肺气不宣。此证当为下焦湿热郁滞与上焦肺气不宣相合，上下失调致尿闭不通等症状。

（3）**立法处方**

治法：宣肺开窍，渗利清热。

处方：当归贝母苦参丸（改汤）加桔梗、白蔻、鸡苏散等。

桔、贝、蔻仁开提肺窍；苦参、鸡苏散入膀胱清热利水；当归滋血，以补不足。

两剂而小便通利，不咳，尿黄而多，此湿热下降之兆。更以猪苓汤加海金沙、瞿麦，滋阴利水，除积清热。数剂小便清，饮食进，略为清补即安。

（4）**相关知识**　本案治疗颇具特色，在使用当归贝母苦参丸导下的同时，配伍桔梗、白蔻、鸡苏散等开提肺窍、清利膀胱之品。盖肺"通调水道，下疏膀胱"，肺窍合，则下窍闭；肺窍开，则下窍利。古人所谓"提壶揭盖"之法也。

2. 方源与拓展应用

妊娠小便難，飲食如故，當歸貝母苦參丸主之。(7)

當歸貝母苦參丸方：男子加滑石半兩。

當歸　貝母　苦參各四兩

上三味，末之，煉蜜丸如小豆大，飲服三丸，加至十丸。

本方可用于淋病、肾盂肾炎、崩漏、咳嗽、心悸、血利、前列腺炎、麦粒肿、慢性结肠炎久利等病证。

七、妊娠水肿

妊娠水肿即后世的"妊娠肿胀"，亦称"子肿"。

（一）膀胱气化受阻，水湿停聚

1. 实训病案

袁某，女，23 岁。1996 年 5 月 21 日初诊。产后次日早晨即发现小便点滴不下，渐至闭塞不通，小腹胀急疼痛。西医拟诊为膀胱麻痹，尿路感染，经用青霉素、庆大霉素、新斯的明、乌洛托品等药，治疗 5 天未见效，无奈放置导尿管以缓解小腹胀痛之苦。闻其语音低弱，少气懒言；观其面色少华，舌质淡，苔薄白；察其脉缓弱。［周德清，王乃汉．葵子茯苓散在产后病中的活用例实．浙江中医杂志，1997（7）：309］

（1）诊断　妊娠水肿。

（2）分析与辨证　《素问·灵兰秘典论》曰：“膀胱者，州都之官，津液藏焉，气化则能出矣。”患者产时失血耗气过多，致肺脾气虚，不能通调水道，膀胱气化不及，故产后小便不通。

（3）立法处方

治法：化气行水，滑利窍道。

处方：葵子茯苓散。

炒冬葵子（杵碎）、云茯苓、党参各 30g，黄芪 60g，焦白术 12g，桔梗 3g。

第一剂服后，小便即畅通自如，小腹亦无胀急疼痛之感。三剂服完，症状悉除，一如常人。

（4）相关知识　本方加桔梗，提壶揭盖，以利通调水道；参、芪、术补益肺脾之气虚，助膀胱气化复原，故小便自通。

2. 方源与拓展应用

妊娠有水氣，身重，小便不利，洒淅惡寒，起即頭眩，葵子茯苓散主之。(8)

葵子茯苓散方：

葵子一斤　茯苓三兩

上二味，杵為散，飲服方寸匕，日三服，小便利則愈。

本方与水气病篇蒲灰散同属通阳利水之法。

（二）肝郁脾虚子肿案

1. 实训病案

焦某，女，23 岁，农民。无产育史，无慢性肾炎及其他特殊病史。妊娠 26 周发生两足浮肿，逐渐蔓延至全身，就诊时尿蛋白已达（＋＋＋＋），有少量红细胞。患者肤色淡黄，精神萎靡，舌质淡胖，有齿痕，舌苔薄腻，脉滑无力。［王桂生．白术散加减治疗子肿 84 例报告．北京中医，1994（6）：28］

（1）诊断　妊娠水肿。

（2）分析与辨证　由于妇女素体各异，故在妊娠后，也会出现相应的寒化或热化的病变。此患者面色淡黄，精神萎靡，两足浮肿渐至全身，舌质淡胖，有齿痕，舌苔薄腻，为脾虚而寒湿内阻，证属脾虚水泛。

（3）立法处方

治法：健脾温中，散寒除湿。

处方：以白术散为基本方加入黄芪、泽泻、通草、车前子等。

五剂后肿势减轻。随症加减服十五剂后，水肿基本消失，唯两足活动略肿，血压、尿常规正常。足月顺利分娩。

（4）相关知识　本方见于妊娠养胎。方中白术健脾渗湿，川芎养血行血，蜀椒温中散寒，牡蛎镇逆固胎，再加入益气利湿之品，故可收效。

2. 方源与拓展应用

妊娠養胎，白术散主之。（10）

白术散方：見《外臺》。

白术四分　芎藭四分　蜀椒三分（去汗）　牡蠣二分

上四味，杵為散，酒服一錢匕，日三服，夜一服。但苦痛，加芍藥；心下毒痛，倍加芎藭；心煩吐痛，不能食飲，加細辛一兩，半夏大者二十枚。服之後，更以醋漿水服之。若嘔，以醋漿水服之。復不解者，小麥汁服之。已後渴者，大麥粥服之。病雖愈，服之勿置。

程运来认为："瘦而多火者宜用当归散，肥而多痰者宜用白术散，不可混施也。"

【实训小结】

1. 妊娠是育龄妇女的正常生理现象，妊娠以后，胎儿的生长发育全赖母体的精血以濡养，亦赖脾肾之气摄之系之。妊娠病不仅影响孕妇的健康，而且易累及胎儿的正常发育。因此，本节主要论述妇女早期妊娠诊断、癥胎鉴别，以及妊娠期间常见疾病的辨证治疗。

2. 妊娠呕吐，亦称恶阻，为妊娠常见的早期反应，其多由胎气上逆、胃失和降所致。妊娠下血及腹痛，多是流产的先兆症状，故是本节的重点内容。妇人下血，有胎癥之分，因于癥病属瘀属实者，治当化瘀消癥以止血，宜桂枝茯苓丸；腹痛因于阳虚寒盛，症见少腹冷痛如扇者，用附子汤，温阳散寒、暖宫安胎；因于血虚肝脾失调，症见腹中疠痛者，用当归芍药散，养血调肝、健脾利湿；因于冲任虚寒，下血与腹痛并见者称胞阻，治当温经暖胞，补血摄血，方用芎归胶艾汤。妊娠小便难，因于血虚气郁、湿热蕴结者用当归贝母苦参丸养血润燥，清热除湿。

3. 安胎、养胎是中医诊治妊娠病的一大特色。因于血虚湿热的，以当归散，养血健脾、清利湿热；因于脾虚寒湿的，以白术散，健脾温中、除湿安胎。

【思考题】

1. 试论《金匮》妊娠腹痛的治疗。
2. 试述桂枝茯苓丸的适应证、治疗原则。
3. 当归芍药散可以治疗何病证？试述方剂配伍特点。
4. 试比较当归散与白术散方证。

第二节　妇人产后病

一、产后腹痛

(一) 气血郁滞，产后腹痛

1. 实训病案

杨某，女，21 岁。1981 年 4 月 15 日就诊。产后 7 天，恶露已尽，小腹隐痛，前医治疗无效。现小腹疼痛剧烈，拒按，面色苍白带青，痛苦面容，烦躁满闷，不能睡卧，舌质淡紫，苔薄白，脉沉弦。[尹光侯. 枳实芍药散治疗产后腹痛. 四川中医，1986 (11)：38]

(1) 诊断　产后腹痛。

(2) 分析与辨证　患者产后烦躁满闷，且腹痛剧烈拒按，属里实，是由产后气血郁滞成实，气机痹阻不通所致，故兼见舌质淡紫，苔薄白，脉沉弦，证属产后气血壅结腹痛。

(3) 立法处方

治法：破气散结，和血止痛。

处方：枳实芍药散。

枳实（烧黑）、芍药各 12g。

水煎服。当晚即安，一剂而愈。

(4) 相关知识　产后腹痛、烦躁满闷，合枳实芍药散证，投之立效。改散作汤，其效更捷。

2. 方源与拓展应用

產後腹痛，煩滿不得臥，枳實芍藥散主之。(5)

枳實芍藥散方：

枳實（燒令黑，勿太過）　白芍藥等分

上二味，杵為散，服方寸匕，日三服，並主癰膿，以麥粥下之。

本方主要用于治疗妇女产后失调，气结血凝，郁而生热，而出现烦满不得安卧，或见胁肋胀痛、烦躁易怒等，对于气滞血凝、恶露不尽者有良效。可用于治疗痈脓，如急慢性肠炎、胰腺炎、溃疡，也可用于治疗临床常见的胃痛、腹痛、胃下垂、子宫脱垂、痛经等病证。

(二) 血瘀腹痛 (子宫肌瘤)

1. 实训病案

刘某，女，32 岁，农民。1994 年 6 月 5 日初诊。自诉阴道不规则出血伴月经量少、色暗，少腹疼痛 2 年，曾服中西药 1 个月收效甚微。刻诊：本次月经已尽，提前 5 天，量少色暗有块，少腹痛，拒按，白带多，形寒，舌淡紫，脉沉迟细涩。妇科检查：子宫增大，子宫前侧可触及 4cm×5cm 左右包块 1 个，推之不移，与子宫粘连。B 超示：子宫肌瘤。[周俊文．下瘀血汤临床应用举隅．国医论坛，1995（3）：33]

（1）诊断　血瘀腹痛。

（2）分析与辨证　患者月经量少色暗有血块，少腹痛拒按 2 年，瘀血日久则成干血着脐下。从白带多，形寒，舌淡紫，脉沉迟细涩，可知其引起血瘀的主要原因为寒阻胞宫，故辨证为寒阻胞宫，气滞血瘀。

（3）立法处方

治法：活血化瘀，佐以温经散寒。

处方：下瘀血汤加味。

桃仁、酒军、䗪虫各 10g，丹皮、赤芍、川牛膝、川芎各 15g，当归、生地、枳壳各 18g，吴茱萸、桂枝各 12g，甲珠 8g，甘草 6g。

连服 10 周，阴道内排出数个如胡豆大的肉块，此后行经时间、量、色正常，小腹无痛。B 超复查：子宫肌瘤消失。妇科检查：子宫大小正常，未发现包块。

（4）相关知识　服用本方后如见瘀血或者恶露下如猪肝，是瘀血下行的验兆。

2. 方源与拓展应用

師曰：產婦腹痛，法當以枳實芍藥散，假令不愈者，此為腹中有乾血著臍下，宜下瘀血湯主之。亦主經水不利。(6)

下瘀血湯方：

大黃二兩　桃仁二十枚　䗪蟲二十枚（熬，去足）

上三味，末之，煉蜜和為四丸，以酒一升，煎一丸，取八合頓服之。新血下如豚肝。

本方可用于治疗产后恶露不下、闭经、盆腔炎等。同时，下瘀血汤具有抗肝纤维化、防治肝硬化的作用，并能延缓糖尿病肾病的发生。因此，可用于治疗慢性肝炎、肝硬化，以及痰瘀交阻的肥胖症等。

二、产后外感

（一）产后中风

1. 实训病案

黄某，女，29 岁。产后 4 日，寒热交作，经西医治疗无效。发热恶寒，头晕且痛，时自汗出，胸脘不舒，饮食不振，时欲呕吐，小便淡黄，大便稍结。舌淡红，苔薄黄，脉濡。[谢胜臣．经方验案．新中医，1984（4）：25]

（1）诊断　产后血虚，感受风邪，营卫不和。

（2）分析与辨证　患者产后营卫皆虚，腠理不密，卫外不固，易感风寒外邪，出现发热恶寒、头痛。营卫不和，故常自汗出，阴虚营弱，故而头晕。证属产后血虚，营卫不和。

（3）立法处方

治法：益气生血，调和营卫。

处方：桂枝汤加减。

川桂枝15g，炒白芍10g，生姜3片，大枣4枚（去核），炙甘草6g，黄芩10g。

服药后，寒热即解，说明外邪已退。唯汗出不止，神疲乏力，用桂枝汤合玉屏风散以善后。

（4）相关知识 妇人产后气血俱虚，汗多而腠理不固，易招风寒侵袭。正虚邪微，用阳旦汤解表驱邪，调和营卫。

2. 方源与拓展应用

産後風，續之數十日不解，頭微痛，惡寒，時時有熱，心下悶，乾嘔，汗出，雖久，陽旦證續在耳，可與陽旦湯。即桂枝湯，方見下利中。（8）

桂枝汤主要用于治疗营卫不和之证，不仅能外调营卫，而且内和脾胃，滋阴和阳。外证得之，解肌祛邪；内证得之，调脾胃，和阴阳。因此，无论外感、杂病，只要符合营卫不和之病机，使用本方皆有良效。

（二）产后阳虚中风

1. 实训病案

邓某，女，40岁。分娩四五日忽然恶寒，发热，头痛，其夫以产后不比常人，恐生恶变，急邀余治。患者口不渴，腹不痛，饮食二便均无变化，已产数胎，皆无病难，向无喘痰，而素体欠强。而今面赤如妆，大汗淋漓，恶风发热，头痛气喘，语言迟钝，舌苔淡白而润，脉象虚浮而弦。（陈明．金匮名医验案精选．北京：学苑出版社，2000：565）

（1）诊断 产后中风兼阳虚。

（2）分析与辨证 发热、恶风、头痛，是风邪在表之候；面赤、大汗、气喘，为虚阳上浮之征；语言迟钝，乃气津两虚，明系产后中风，虚阳上浮之证。病因产后正气大虚，风邪乘虚侵袭，以致形成正虚邪实之候。观其脉象虚浮而弦，已伏痉病之机矣。

（3）立法处方

治法：温阳益气以固气馁，搜风散邪以解其外。

处方：竹叶汤。

竹叶9g，葛根9g，桂枝5g，防风5g，桔梗5g，西党参9g，附片6g，甘草5g，生姜3片，大枣5枚。

一剂。翌日复诊，喘汗俱减，热亦减退，仍以原方再进一剂。三诊病已痊矣。

（4）相关知识 本患者所幸发病未久，尚可施治，若稍迁延，法难图也。本案所现与竹叶汤证完全吻合，师仲景之旨，书竹叶汤，依法服之即效。

2. 方源与拓展应用

産後中風，發熱，面正赤，喘而頭痛，竹葉湯主之。（9）

竹葉湯方：

竹葉一把　葛根三兩　防風　桔梗　桂枝　人參　甘草各一兩　附子一枚（炮）
大棗十五枚　生薑五兩

上十味，以水一斗，煮取二升半，分溫三服，溫覆使汗出。頸項強，用大附子一
枚，破之如豆大，煎藥揚去沫，嘔者，加半夏半升洗。

本方可用于治疗流行性感冒、食道炎、支气管炎、慢性胃炎、神经性头痛、淋巴结
炎、产后发热、妊娠发热、产后缺乳、带下病等病证而见上述症状者。

三、产后呕逆

1. 实训病案

华某，女，31 岁。1979 年 7 月 10 日诊。产后 3 个月，哺乳身热（38.5℃）7～8
天，偶有寒栗状，头昏乏力，心烦喜躁，呕逆不已，但吐不出，舌质红，苔薄，脉虚
数。［何任．《金匮》方临床医案．北京中医学院学报，1983（3）：19］

（1）诊断　产后虚热烦呕。

（2）分析与辨证　妇人产后，本阴血不足，又育儿哺乳，气血更虚。因虚而生内
热，热扰于中则胃气失和；上干神明，则心神失主，故见烦躁呕逆。

（3）立法处方

治法：益气安胃。

处方：竹皮大丸加减。

淡竹茹 9g，生石膏 9g，桂枝 5g，白薇 6g，生甘草 12g，制半夏 9g，大枣 5 枚。

两剂。药后热除，寒栗解，烦乱平，呕逆止，唯略头昏，复予调治痊愈。

（4）相关知识　产后气血亏虚，见烦躁、呕逆、脉虚数，虚热内生也，正合竹皮
大丸证机。因呕逆较甚，方中加半夏，益增降逆止呕之功。

2. 方源与拓展应用

婦人乳中虛，煩亂嘔逆，安中益氣，竹皮大丸主之。（10）

竹皮大丸方：

生竹茹二分　石膏二分　桂枝一分　甘草七分　白薇一分

上五味，末之，棗肉和丸，彈子大，以飲服一丸，日三夜二服。有熱者，倍白薇；
煩喘者，加柏實一分。

本方主要用于治疗妊娠呕吐、妊娠中毒、神经性呕吐、病毒性肝炎、急性胃炎、消
化性溃疡等属此证机者。现代临床报道，还可用于更年期综合征心下烦乱，男性阳痿、
精液不化，女子哺乳期和经后不寐等证。

四、产后下利

1. 实训病案

阎某，女，24 余岁。病因夏月感受暑湿，至秋后娩时，恶露太多，膜原伏暑又泻
而利，利下赤白，里急后重，日夜 40 余次，腹痛甚则发厥，口极苦而喜饮，按其胸腹

灼手，脉息细数。（何廉臣．重印全国名医验案类编．上海：上海科技出版社，1959）

（1）诊断　热利伤阴。

（2）分析与辨证　患者利下赤白，日数十遍，里急后重，为热利，且患者产后津血不足，又患热利，津血更易耗损，口极苦而喜饮、脉象细数均为阴伤之象。证属热利伤阴。

（3）立法处方

治法：清热养阴止利。

处方：白头翁加甘草阿胶汤。

白头翁 12g，北秦皮 6g，川黄柏 6g，金银花 18g，川黄连 3g，阿胶 3g（烊），甘草 6g，淡黄芩 6g，鲜荷叶一张。

次日复诊，痛厥已除，利亦减轻。

（4）相关知识　白头翁加甘草阿胶汤主治"产后下利，虚极"。本例虽非产后，但因系老年，津血不足证据显然，有是证则用是方，不必受"产后"字样约束，所以径与本方治愈。

2. 方源与拓展应用

產後下利虛極，白頭翁加甘草阿膠湯主之。（11）

白頭翁加甘草阿膠湯方：

白頭翁　甘草　阿膠各二兩　秦皮　黃連　蘗皮各三兩

上六味，以水七升，煮取二升半，內膠，令消盡，分溫三服。

本方应用不拘于产后下利，除可用于产后热利下重外，亦可用于久利伤阴，或阴虚下利之体。临床的急性坏死性肠炎、急性泌尿系感染、红斑狼疮、滴虫性肠炎及宫颈切除后引起的大出血等，属于本证病机者皆可用之。

第三节　妇人杂病

一、梅核气

梅核气多由于七情郁结，气机不畅，气滞痰凝，上逆于咽喉之间，以致病人自觉咽中梗阻，若有异物之感，咳之不出，吞之不下，但于饮食无碍。

1. 实训病案

张某，女，31 岁。初诊：3 个月前因情绪不畅，咽喉部有一物作阻，吞之不下，饮食如常，两便尚可，怀疑食道癌，检查无异常，两胁亦无胀满，舌正常，两脉弦滑。（刘俊士．古妙方验案精选．北京：人民军医出版社，1992）

（1）诊断　梅核气。

（2）分析与辨证　患者自觉咽中如有物阻，经检查无器质性病变，脉弦滑，证属痰湿阻滞，气机不利。

（3）立法处方

治法：开胸降逆，理气豁痰。

处方：半夏厚朴汤加减。

苏梗9g，厚朴9g，法半夏9g，陈皮3g，茯苓15g，川楝子12g，生姜3片。

三剂后，症状大减，继服三剂，以巩固疗效。

（4）相关知识 本方药性偏温，对痰气互结而热象不明显者效果较好。本方还可以治疗因痰凝气滞而导致的精神病、咳喘、食道炎、更年期综合征、小儿厌食症等。

2. 方源与拓展应用

妇人咽中如有炙臠，半夏厚朴汤主之。（5）

半夏厚朴汤方：

半夏一升 厚朴三兩 茯苓四兩 生薑五兩 乾蘇葉二兩

上五味，以水七升，煮取四升，分温四服，日三夜一服。

本方常用于治疗癔症、慢性咽喉炎、慢性支气管炎、支气管哮喘、颈淋巴结核、急性胃炎、眩晕、闭经、神经官能症、假性心绞痛等属于痰凝气滞型者。本病亦可见于男子。本方酌加疏肝理气之品，或伍以咸味化痰之药，有助于提高疗效。

二、脏躁

脏躁多由于情志不舒或思虑过度，肝郁化火，心脾两虚所致。一般表现有精神失常，无故悲伤欲哭，频作欠伸，神疲乏力等症状。

1. 实训病案

一男子，年约30岁。中等身材，黄白面色，因患精神病，曾两次去济南精神病院治疗，无效而来求诊。悲伤欲哭，喜笑无常，不时欠伸，状似"巫婆拟神灵"。（中医研究院. 岳美中医案集. 北京：人民卫生出版社，1978：96）

（1）诊断 脏躁。

（2）分析与辨证 患者悲伤欲哭，喜笑无常，不时欠伸，状似"巫婆拟神灵"，是脏躁证的典型表现。证由情志不舒，或思虑过度，肝郁化火，伤阴耗液，心脾两虚所致。

（3）立法处方

治法：补益心脾，宁心安神。

处方：甘麦大枣汤。

甘草9g，淮小麦9g，大枣6枚。

药尽七剂而愈，追踪3年未发。

（4）相关知识 本案为男子脏躁之证，由此可见脏躁不唯妇人独有，男子亦见患之，其治相同。本病始于肝，伤及心脾，累及于肾，除上述症状外，常可伴有心烦、易怒、失眠、便秘等。

2. 方源与拓展应用

妇人臟躁，喜悲傷欲哭，象如神靈所作，數欠伸，甘麥大棗湯主之。（6）

甘麥大棗湯方：

甘草三兩 小麥一升 大棗十枚

上三味，以水六升，煮取三升，温分三服。亦补脾气。

临床常用本方治疗神经、精神疾患，如癔症、精神分裂症、神经衰弱、神经官能症、失眠、更年期综合征、夜游症、遗尿、癫痫等疾病。

三、月经病

发病急骤，暴下如注，大量出血者为"崩"；病势缓，出血量少，淋漓不绝者为"漏"。崩与漏虽出血情况不同，但在发病过程中，两者常互相转化，如崩血量渐少，可能转化为漏，漏势发展，又可能变为崩，故临床多以崩漏并称。

1. 实训病案

案例一：周某，女，51 岁，河北省肃宁县人。1960 年 5 月 7 日初诊。患者已停经三年，于半年前偶见漏下，未予治疗。一个月后病情加重，经水淋漓不断，经色浅，夹有血块，时见少腹疼痛。经唐山市某医院诊为"功能性子宫出血"，经注射止血针，服用止血药，虽止血数日，但少腹胀满时痛，且停药后复漏下不止。又服中药数十剂，亦罔效，身体日渐消瘦，遂来京诊治。诊见面色㿠白，五心烦热，午后潮热，口干咽燥，大便秘结，七年前曾小产一次，舌质淡红，苔薄白，脉细涩。[王明五. 岳美中验案选录. 北京中医杂志，1985（1）：7]

（1）诊断　漏下。

（2）分析与辨证　妇人五十岁左右，冲任虚损，天癸将竭。该患者经断三年，复漏血不止，是因曾经小产，内有瘀血，冲任虚损所致。长期下血不止则耗伤津液，津失濡养，故见口干咽燥，大便秘结等症状；阴血耗损，不能藏阳，故见午后潮热等症状。辨证属冲任虚损、瘀血内停。

（3）立法处方

治法：温补冲任，养血祛瘀。

处方：温经汤。

吴茱萸 9g，当归 9g，川芎 6g，白芍 12g，党参 9g，桂枝 6g，阿胶 9g（烊化），丹皮 6g，半夏 6g，生姜 6g，炙甘草 6g，麦冬 9g。

服药七剂，漏下及午后潮热减轻。继服上方，随症稍有加减。服药二十剂后，漏下忽见加重，夹有黑紫血块，血色深浅不一，腹满时轻时重。

二诊：脉象转为沉缓，五心烦热、口干咽燥等症状大为减轻，即告病家，脉证均有好转，下血忽见增多，乃为佳兆，系服药后，体质增强，正气渐充而带血行之故。此瘀血不去，则新血不生，病亦难愈。嘱继服原方六剂，隔日一剂。药后连续下血块五日，之后下血减少，血块已无，腹胀痛基本消失。

三诊：又服原方五剂，隔日服。药后下血停止，唯尚有便秘，但亦较前好转，以麻仁润肠丸调理两周而愈。追访十年，未见复发。

（4）相关知识　气血虚弱，内有瘀血，非破血消癥药物所宜；若用固涩止血之药，则使瘀血内停，亦为不可；而当缓消其癥，以温药治之，是以血得温则行也。服温经汤数剂之后，下血加剧，乃正气驱邪外出之佳兆，当守方继服以收全功。

案例二：道光四年，患者产后三月余，夜半腹痛发热，经血暴下鲜红，次下黑块，继有血水，崩下不止，约有三四盆许，不省人事，牙关紧闭。挽予诊之，时将五鼓矣。其脉似有似无，身冷面青，气微肢厥。（陈修园．金匮方歌括．上海：上海科学技术出版社，1963：131）

（1）诊断　崩漏。

（2）分析与辨证　患者漏下黑血不止，又有身冷面青、气微肢厥等一派虚寒症状，乃因冲任虚寒，不能摄血所致。辨证为冲任虚寒证。

（3）立法处方

治法：温补冲任，养血止血。

处方：胶姜汤。

生姜一两，阿胶五钱，大枣四枚。

（4）相关知识　大约胶姜汤即生姜、阿胶二味也。盖阿胶养血平肝，祛瘀生新；生姜散寒升气，亦陷者举之，郁者散之，伤者补之育之之意也。陷经，即经气下陷，下血不止；黑，则因寒而色瘀也。胶姜汤方于书中未见，然补虚温里止漏，胶姜二物足矣。实践证实胶姜汤并非胶艾汤，二者不可混淆。

2. 方源与拓展应用

問曰：婦人年五十所，病下利（血）數十日不止，暮即發熱，少腹裏急，腹滿，手掌煩熱，唇口乾燥，何也？師曰：此病屬帶下。何以故？曾經半產，瘀血在少腹不去。何以知之？其證唇口乾燥，故知之。當以溫經湯主之。（9）

溫經湯方：

吳茱萸三兩　當歸二兩　芎藭二兩　芍藥二兩　人參二兩　桂枝二兩　阿膠二兩　生薑二兩　牡丹皮二兩（去心）　甘草二兩　半夏半升　麥門冬一升（去心）

上十二味，以水一斗，煮取三升，分溫三服。亦主婦人少腹寒，久不受胎，兼取崩中去血，或月水來過多，及至期不來。

本方常用于治疗功能失调性子宫出血、子宫内膜增生、子宫内膜异位症、痛经、闭经、不孕症及男子精室虚寒所致的不育症、习惯性流产、胎动不安、卵巢囊肿、附件炎、子宫肌瘤、老年性阴道炎、外阴瘙痒症、血吸虫性肝病、皮肤病等属虚寒夹瘀者。对于年老妇人因瘀血而致下利日久不愈的，用之亦颇有效。

婦人陷經，漏下黑不解，膠薑湯主之。（12）

本方常用治功能性子宫出血、子宫内膜炎、宫颈糜烂、支气管扩张及肺结核咯血。

四、带下病

带下病由经闭或经行不畅，干血内着，郁为湿热，久而腐化所致，关键还在于湿热。

1. 实训病案

张某，女，30岁。1991年2月24日初诊。阴道分泌物增多3年，呈白色，有时兼有黄色，每日换内裤2~3次，曾诊为宫颈糜烂，多次服用中西药物均未好转。半年前曾于市立医院诊为子宫后壁实性肿块（肌瘤钙化），宫颈糜烂。近1个月阴道分泌物较前明显增多，色白，有时黄白相兼，质稠而臭，小腹部疼痛胀满，胃脘部隐隐作痛、烧心，纳少，身重乏力，舌质正常，苔白微黄，脉沉弦，右关脉濡数。妇科检查：宫颈有红色糜烂区，局部充血肥大，有接触性出血。B超：子宫后壁左侧有一2.3cm×1.9cm实性肿块。诊为宫颈Ⅱ度糜烂。[毕明义，赵迎春，陈洪荣. 矾石丸治疗带下病208例. 山东中医杂志，1994，13（2）：68－69]

（1）诊断　带下。

（2）分析与辨证　患者带多，其根本原因是湿胜；纳少，身重乏力，右关脉濡数是脾虚的表现；带质稠而臭，苔白微黄，是为热象；小腹部疼痛胀满，脉沉弦是肝经郁热之象；肝横逆犯胃，表现为胃脘部隐隐作痛、烧心。故其证属肝热脾虚。

（3）立法处方

治法：清热燥湿。

处方：矾石丸。

矾石三分（烧），杏仁一分。

上二味，研成末，炼蜜和丸如枣核大。将矾石丸放入阴道内，连放3日。放药后的第2天带下即明显减少，3次后带下已如正常人，小腹疼痛亦明显减轻。

二诊：嘱继放7天，带下未见增多。

三诊：嘱停放3天后，继放7天。妇科检查：糜烂区消失。

四诊：继用药7天以巩固疗效。追访半年病未复发。

（4）相关知识　带下病的根本成因在于湿胜，而湿胜的原因又与脾、肾二脏功能失常和任、带二脉失于固约密切相关。因脾为中州，喜燥恶湿，如脾虚运化失职，水湿下注可发为带下。肾为水脏，主五液，开窍于二阴，主闭藏，又与任脉相系；任主诸阴，其脉起于胞宫，故肾、任脉、胞宫三者之间关系密切。若肾阳不足，火不生土，寒湿内聚，伤及任带二脉，亦可产生湿胜，而为带下；抑或肾阳虚，启闭无权，关窍不固，精液下滑为湿，亦可发为带下。

矾石丸中的枯矾，性专收涩，能杀虫止痒、清热燥湿；枯矾燥湿之性尤著，故用杏仁之滋润以防枯矾之燥；蜜制为丸，用以调和诸药。投入阴道，是为坐药，局部用药，有利于在局部范围内形成有效的药物浓度，且吸收快，从而充分发挥本方的治疗作用，故虽药味少而效果颇佳。

2. 方源与拓展应用

妇人经水闭不利，脏坚癖不止，中有乾血，下白物，矾石丸主之。（15）

矾石丸方：

矾石三分（烧）　杏仁一分

上二味，末之，炼蜜和丸，枣核大，内脏中，剧者再内之。

本方常用治宫颈糜烂、宫颈炎、霉菌性阴道炎、滴虫性阴道炎、带下病等属瘀积兼湿热内蕴者。

五、产后杂病

（一）产后腹痛

1. 实训病案

韩某，女，28 岁。1981 年 6 月 10 日初诊。患者产后 27 天，腹痛，当脐左右窜痛不定，甚则如刺难忍，口渴不喜饮，胃呆纳滞，大便秘结，面色无华。病届半月，经医服药未能奏效。舌淡，苔腻而润，脉沉细弦。[陈振智．红蓝花酒治产后腹痛．浙江中医杂志，1986（7）：302]

（1）诊断　产后腹痛。

（2）分析与辨证　患者产后失血，面色无华，大便秘结，舌淡，脉沉细弦均为血虚之象；患者产后，风邪最易侵入腹中，与血气相搏，致使血滞不行，故有腹痛，当脐左右，窜痛不定，甚则如刺难忍。证属风血相搏。

（3）立法处方

治法：活血通经。

处方：红蓝花酒。

红花 10g，米酒 1 碗。

煎减半，分两次温服。次日腹痛减半，纳增神振，大便得行，药已中病，效不更方。

二诊：再予两剂，腹痛痊愈，诸症状平息，唯感肢体倦怠。

三诊：当归芍药散加减两剂调理，得收全功。经 8 个月随访，未见复发。

（4）相关知识　腹内窜痛不定，风也；痛甚如刺难忍，瘀也。产后受风，风瘀搏结之证，径用红蓝花酒取效。

2. 方源与拓展应用

婦人六十二種風，及腹中血氣刺痛，紅藍花酒主之。(16)

紅藍花酒方：

紅藍花一兩

上一味，以酒一大升，煎減半，頓服一半，未止，再服。

本方常用治胎死腹中、胎衣不下、急慢性肌肉劳损、褥疮、产后恶露不尽、产后腹痛、荨麻疹、痛经、冠心病、心绞痛、血栓闭塞性脉管炎等证属瘀血内阻者。本方以温通气血见长，阴虚有热者不宜。

（二）产后恶露不尽

1. 实训病案

汤某，女，26 岁。1982 年 1 月 10 日初诊。初产恶露未尽，过食生冷而发生腹痛，已 3 个月。某医处以加味四物汤后，恶露止，腹痛亦减，尔后腹痛时作，缠绵不休。昨晚突然腹中刺痛，时而增剧而昏厥，随后经至，排出少量瘀血块，腹痛减轻，手足欠温。刻诊：腹痛连及腰胯部，月经时来忽止，患者形体肥胖，面部色青，舌质紫暗，脉弦涩有力。[明宇．红蓝花酒治疗产后恶露不尽．四川中医，1986（11）：35]

（1）诊断　产后恶露不尽。

（2）分析与辨证　患者产后恶露未尽，恣食生冷，以致寒凝血瘀，阻于胞宫，不通则痛。证属恶血瘀阻。

（3）立法处方

治法：活血通经。

处方：红蓝花酒。

红花50g，酒60g。

煎减半，分3次温服。一剂后排出大量黯黑色血块，腹痛减轻。

二诊：改用红花15g，益母草30g，入酒60g煎。连服三剂而愈。随访一年，未见异常。

（4）相关知识　《金匮要略心典》：妇人经尽产后，风邪最易袭入腹中，与血气相搏而作刺痛。红蓝花苦辛温，活血止痛，得酒尤良。不更用风药者，血行而风自去耳。

2. 方源与拓展应用

同"产后腹痛"。

（三）产后水与血并结血室

1. 实训病案

陈某，女。癸未6月初诊。患难产，两日始生，血下甚少，腹大如鼓，小便甚难，大渴。医以生化汤投之，腹满甚，且四肢头面肿，延予诊治。不呕不利，饮食如常，舌红苔黄，脉滑有力。[易巨荪．易巨荪医案选录．广东中医，1962（7）：34]

（1）诊断　产后水与血并结血室。

（2）分析与辨证　患者难产，血下少，当有血瘀，腹大如鼓，小便难，大渴，当是蓄水，故辨为水与血互结并结血室。

（3）立法处方

治法：破血逐水。

处方：大黄甘遂汤。

大黄15g，甘遂10g，阿胶10g（烊化）。

水煎，分2次温服。先下黄水，次下血块而愈。

（4）相关知识　小便难，知其停水，生产血少，知其血瘀，不呕不利，饮食如常，脉滑有力，知其正气未虚，故可攻之。若泥"胎前责实，产后责虚"之说，迟延观望，俟正气即伤，虽欲攻之不能矣。

2. 方源与拓展应用

妇人少腹满如敦狀，小便微難而不渴，生後者，此為水與血俱結在血室也，大黃甘遂湯主之。（13）

大黄甘遂湯方：

大黃四兩　甘遂二兩　阿膠二兩

上三味，以水三升，煮取一升，顿服之，其血当下。

本方常用治闭经、产后尿潴留、肝硬化腹水、附睾瘀积症等属于水血内结者。

六、阴冷

阴冷证，病人自觉阴中寒冷，甚至连及后阴，往往带多，色白清稀。

1. 实训病案

何某，女，62 岁。1998 年 1 月 26 日初诊。患老年性阴道炎已经 3 年。现阴冷，阴部瘙痒干燥，有白色分泌物，舌苔无变化，脉弱。（王付．仲景方临床应用指导．北京：人民卫生出版社，2001）

（1）诊断　阴冷。

（2）分析与辨证　患者阴冷，阴部瘙痒，分泌物色白，脉弱，此皆为阴寒湿浊之邪凝滞下焦之象。辨证为寒湿证。

（3）立法处方

治法：温肾散寒，燥湿止痒。

处方：蛇床子散加味。

蛇床子 24g，苍术 15g，蜀椒 6g，地肤子 24g。

水煎，分三次内服外用。二诊病证好转。

（4）相关知识　对"白粉"的认识主要有两种看法：①认为是米粉，如赵以德曰："白粉即米粉，借之以和合也。"②认为是铅粉，如《药征》谓："白粉即铅粉，今胡粉也。"观米粉甘平，功能和胃，益气，此取其"和合"而外用，似乎主要作为一种赋形剂；而铅粉功能杀虫、解毒、生肌，常外用，如《濒湖集简方》即用铅粉二钱，银杏仁七个，研搽阴疮。虽该药有毒，但本方只用"少许"，故后说可从。

2. 方源与拓展应用

蛇床子散方，温陰中坐藥。(20)

蛇床子散方：

蛇床子仁

上一味，末之，以白粉少許，和令相得，如棗大，綿裹内之，自然温。

本方常用治宫颈糜烂、霉菌性阴道炎、滴虫性阴道炎、湿疹、外阴瘙痒症、包皮龟头念珠菌病等属于下焦寒湿之证。

七、阴吹

阴吹为胃肠燥结，腑气不畅，以致浊气下泄，干及前阴，而发生阴中出气有声之证。

1. 实训病案

高某，女，28 岁。素体阳盛，婚后半年，阴道内有气体排出，纳谷不香，脘腹胀满，口干咽燥，大便秘结，小便黄赤，舌红苔黄腻，脉滑而有力。[吴标，梁武风．阴吹证治．广西中医药，1985（1）：21－22]

（1）诊断　阴吹。

（2）分析与辨证　此患者素体阳盛，胃肠有燥象，腑气不下，以致浊气下泄，干及前阴，发生阴中出气有声之证。便秘、小便黄赤、舌红、脉滑有力等，均为胃热肠燥之象。

（3）立法处方

治法：润燥通便。

处方：膏发煎方。

猪脂250g，人发30g。

将猪板油切碎炼油，去渣，人头发炸，残发捞出，冷后杵细，再伴入油中，冷后每服30ml，每日三次，连服三剂。便畅利，阴吹止。

（4）相关知识　阴吹一般发生于产后。本证除用猪膏发煎方外，尚有因中气下陷或因水饮者，可分别选用补中益气汤或橘半桂苓枳姜汤治疗。

2. 方源与拓展应用

胃氣下泄，陰吹而正喧，此穀氣之實也，膏髮煎導之。（22）

猪膏髮煎方：

猪膏半斤　亂髮如雞子大三枚

上二味，和膏中煎之，髮消藥成，分再服，病從小便出。

本方可用治病毒性肝炎、慢性盆腔炎、肝硬化腹水、慢性附件炎、老年性便秘、妇人产后便秘等病证，属津亏燥热、瘀血发黄者，症见肌肤萎黄而无光泽，目不黄，小便黄赤，脘腹满闷或疼痛，大便干结，舌红少津，脉细涩等。

【实训小结】

妇人杂病指胎产以外的疾患，以经带病为主。胎产可以导致杂病，杂病又会影响胎产，二者互为因果，所以本篇亦涉及部分胎产疾病。关于妇人杂病的证治内容可以归纳如下：

1. 在经带病方面，本篇论及崩漏、带下病、产后杂病等的证治。因冲任虚寒，瘀血内阻而漏下不止者，用温经汤养血祛瘀；因虚寒气陷，漏下色黑不解者，用胶姜汤温补冲任、养血止血。所论腹痛，每发生于月经前后，为妇科常见之病，因夹风邪而瘀血内阻的，用红蓝花酒活血止痛；因水血并结血室而小便微难者，用大黄甘遂汤逐水破血。带下病，证分湿热与寒湿，分别以矾石丸与蛇床子散纳药阴中为治，前者除湿热以止带下，后者温肾散寒，燥湿止痒，可知带下因湿而生，其治当分寒热。

2. 其他，如梅核气、脏躁、喉喑，皆与情志损伤有关。女子多见，男子亦有。在治疗上，梅核气多属痰气郁结，宜半夏厚朴汤理气化痰。脏躁和喉喑多属气郁化火，脏阴不足，心脾两虚，宜甘麦大枣汤滋养心脾、宁心安神。至于阴吹，用膏发煎仍有一定临床价值。由于书中所述简略，故应结合后世有关论述，始能全面理解，掌握运用。

总之，妇人产后病、杂病脉证并治篇，是我国现存最早的、较为全面的有关妇科治疗学的记载，病种包括了经、带、胎、产等妇人特有疾患，以及妇女多见的情志病、腹痛和前阴诸疾。在药物治疗方面，有内治法、外治法、内外合治法。其方药剂型多种多样，除膏、汤、丸、散、酒剂等内服疗法外，尚有阴道坐药和煎药熏洗等外治法，内容极为丰富。无论在理论上和临床实践上，均有重要的学术价值和指导作用。

【思考题】

1. 妇人杂病的致病因素有哪些？如何理解？
2. 何谓热入血室，应该如何治疗？
3. 月经病如何辨证论治？
4. 试分析温经汤的证治机理。
5. 妇人杂病腹痛如何辨证论治？
6. 何谓脏躁？何谓梅核气？其病因、主证、治法及主方是什么？
7. 带下病如何辨治？